国内外健康支持性环境建设案例介绍

主 编 吴 静 刘 芳

苏州大学出版社

图书在版编目(CIP)数据

国内外健康支持性环境建设案例介绍／吴静，刘芳
主编. — 苏州 ：苏州大学出版社，2022.8
ISBN 978－7－5672－4026－1

Ⅰ.①国… Ⅱ.①吴… ②刘… Ⅲ.①身心健康–生
活方式–介绍–世界 Ⅳ.①R395.6

中国版本图书馆 CIP 数据核字(2022)第 130625 号

国内外健康支持性环境建设案例介绍
吴 静 刘 芳 主编
责任编辑 倪 青
助理编辑 杨 冉

苏州大学出版社出版发行
（地址：苏州市十梓街 1 号 邮编：215006）
苏州市深广印刷有限公司印装
（地址：苏州市高新区浒关工业园青花路 6 号 2 号厂房 邮编：215151）

开本 700 mm×1 000 mm 1/16 印张 8.5 字数 122 千
2022 年 8 月第 1 版 2022 年 8 月第 1 次印刷
ISBN 978－7－5672－4026－1 定价：32.00 元

《国内外健康支持性环境建设案例分析》
编委会

主　编　吴　静　刘　芳

副主编　张　钧　胡一河　石文惠　王静雷

编　委（按姓氏笔画排序）

王临池　王静雷　韦晓淋　孔凡龙　石文惠　华钰洁

刘　芳　杨一兵　吴　静　张正姬　张　钧　陆　艳

岳己强　胡一河　高涵昌　黄春妍　黄桥梁　戴宁彬

前 言

　　慢性病已成为威胁我国乃至全世界人口健康的头号杀手，不健康的行为危险因素，如吸烟、身体活动不足、不健康的饮食、有害饮酒等，会导致高血脂、高血压、高血糖、肥胖等生物危险因素的变化，进而导致脑卒中、急性心肌梗死、恶性肿瘤、糖尿病、慢性呼吸系统疾病等慢性病的发生。

　　这些行为危险因素不仅会导致慢性病的发生，还会加剧慢性病患者的病情，并影响治疗的效果，给人类健康带来严重危害。为遏制行为危险因素快速上升的趋势，中华人民共和国卫生部①疾病预防控制局、全国爱国卫生运动委员会办公室和中国疾病预防控制中心于2007年9月1日，联合发起了全民健康生活方式行动，以合理膳食和适量运动为切入点，倡导和传播健康生活方式理念，其中创造健康的支持性环境是重点工作之一。

　　创造支持性环境是1986年《渥太华健康促进宪章》确定的健康促进的五个行动领域之一。支持性环境可为人们提供保护，使其免受可能威胁健康的因素的影响。它促进了人们对健康的参与，并使人们提高了自身的健康能力。创造支持性和促进健康的环境包括指定政策和法规、采取经济措施、提供教育和赋权、加强健康与环境战略之间的联系等多种方法。2004年，世界卫生大会通过了《饮食、身体活动与健康全球战略》，随着全球健康促进的发展和健康城市运动的兴起，国内外对健

---

　　①　中华人民共和国卫生部现称中华人民共和国国家卫生健康委员会。

康支持性环境的创建有了丰富的实践经验，但对于国外优秀的实践案例，目前还没有见到归纳展示。

本书根据《全民健康生活方式行动健康支持性环境建设指导方案（2019年修订）》对健康支持性环境的定义和分类进行内容布局。本书以国内外实践案例为重点，旨在介绍国内外优秀或有特色的支持性环境建设项目，为我国全民健康生活方式行动的更好开展提供参考和借鉴，以期作为国内健康促进工作者手边的一本"工具书"，方便其随时翻看，获取经验和灵感。

本书主要包括三大板块。第一板块介绍了本书中的主要名词和概念，阐明了我国健康支持性环境的建设简史和意义，对其基本原理、一般过程、工作方法和特征评价做了简要的介绍，并提出了健康支持性环境建设面临的挑战和展望。

第二板块根据健康环境的类型，划分为服务健康环境、场所健康环境、社团健康环境和街区健康环境四个部分，对健康社区、健康学校、健康单位、健康餐厅等13类健康环境的概念、主要做法及国内外案例进行了介绍。

第三板块是对国外健康支持性环境的研究和实践的初步梳理。

本书是在申请健康生活方式支持性环境建设规范的相关团体标准的过程中创作完成的，在创作过程中得到了中国疾病预防控制中心慢病与老龄健康管理处马吉祥处长（现任山东省疾病预防控制中心主任）、健康促进室石文惠主任、健康促进室王静雷副主任和杨一兵博士，以及江苏省疾病预防控制中心慢性非传染防制所潘晓群主任医师的指导，在此一并感谢。

目录

第一部分

绪 论

一、健康支持性环境相关名词解释

健康支持性环境全名为全民健康生活方式健康支持性环境[1]，在中国特指与健康生活相关的环境建设。由此引出与这一名词相关联的名词概念。

（一）健康生活方式

健康生活方式是指有益于健康的习惯化行为方式。健康的生活方式可以使人们保持健康、精力充沛并减少患病的风险。良好的营养、日常的运动和充足的睡眠是持续健康的基础。人们根据自身的生活机会选择与健康相关的行为集合模式，而生活机会是受社会经济状况、年龄、性别、种族及其他因素的影响。[2]

（二）健康行动

健康行动是健康促进的一种方式，即促进健康生活方式和预防健康危险因素的各种活动，如针对吸烟、不良饮食等干预活动。[3]

（三）全民健康生活方式行动

中华人民共和国卫生部疾病预防控制局、全国爱国卫生运动委员会办公室和中国疾病预防控制中心于 2007 年下达文件，在全国范围内发起全民健康生活方式行动。第 1 阶段为"健康一二一"行动，其内涵为"日行一万步，吃动两平衡，健康一辈子"，以合理膳食和适量运动为切入点，倡导和传播健康生活方式理念，推广技术措施和支持工具，开展各种全民参与活动。随着活动的推进和深入，全民健康生活方式行动最终将涵盖与健康相关的所有生活方式和行为。

（四）健康支持性环境

健康支持性环境是指能促进公众提高健康知识水平，掌握健康生活技巧，践行健康行为的各类环境。具体包括健康加油站（健康小屋）、健康食堂、健康餐厅、健康超市、健康单位、健康学校、健康社团、健康社区、健康家庭、健康步道、健康主题公园、健康街区、健康医院，共 13 类。[1]

二、健康支持性环境建设简史

健康支持性环境建设是全民健康生活方式行动在我国推进到一定程度后发展起来的一类新项目。要想进一步推进健康支持性环境建设也需要对全民健康生活方式行动的发展过程做个简述。

本节内容主要选取于《全民健康生活方式行动助力健康中国建设》[4]《全民健康生活方式行动工作现况分析》[5]《全民健康生活方式行动（2007—2015 年）历程回顾与展望》[6]《2013—2018 年全民健康生活方式行动健康支持性环境建设趋势分析》[7]4 篇文献的内容。

2007 年 9 月，中华人民共和国卫生部疾病预防控制局、全国爱国卫生运动委员会办公室和中国疾病预防控制中心联合发起全民健康生活方式行动，确定每年的 9 月 1 日为"全民健康生活方式日"。至今，该项行动经历了两个阶段。

第 1 阶段（2007—2015 年），以"日行一万步，吃动两平衡，健康一辈子"的理念普及为主，目前这一理念已经深入人心。同时，各级疾控机构慢病防控能力不断加强，将开展行动纳入常规工作之中。全民健康生活方式行动国家行动办公室广泛动员社会力量，出台吃动平衡的技术措施及专项行动方案，开发健康生活方式指导员培养手册、制定健康支持性环境建设标准。此阶段，各项专题活动稳步推进，使人们"在享受生活中获得健康"，基本实现了"小改变大效果"的初衷目标。

第 2 阶段（2017—2025 年），国家卫生和计划生育委员会（现为国家卫生健康委员会）提出"三减三健"（减盐、减油、减糖、健康口腔、健康骨骼和健康体重）、"适量运动""控烟限酒"及"心理健康"专项内容，增加了国家体育总局、全国总工会、共青团中央、全国妇联作为联合实施单位，广泛开展线上、线下多种媒体宣传，目前已建成国家—省—市—县联动的工作体系，创建 6 万多个健康支持性环境，招募和培训超过 50 多万名健康生活方式指导员，确保了工作的有效执行。在大健康治国理念的背景下，《"健康中国 2030"规划纲要》《"十三五"卫生与健康规划》《中国防治慢性病中长期规划（2017—2025年)》《国民营养计划（2017—2030 年)》《健康中国行动（2019—2030年)》等国家级文件的颁布为推进全民健康生活方式行动提供了有利的政策保障。

截至 2018 年 12 月 31 日，全国有 2 627 个县（区）启动了全民健康生活方式行动，启动率为 88.78%。其中，北京、天津、河北、山西、吉林、上海、湖北、重庆和宁夏 9 个省份（直辖市、自治区）所辖各县（区）100% 启动该项行动。行动举办培训 14 833 次，培训 1 548 410人次，创建支持性环境 60 126 个，无烟环境 39 044 个，招募健康生活方式指导员 546 294 名。建立健康生活方式媒体资料库，形成覆盖国家—省—市—县 4 级的覆盖全人群的新媒体健康传播网，连续举办了 12 届健康宣传日主题活动，7 届中国健康生活方式大会，其中 2016 年举办的第 5 届中国健康生活方式大会以"三减+三健，十年续新篇"为会议主题，首次提出减盐、减油、减糖、健康口腔、健康骨骼和健康体重的"三减三健"倡议，成为引领全民健康生活方式行动的风向标。

据此认为，全民健康生活方式行动作为一项全民健康促进的具体行动，已经在中国广泛开展，行动的理论与内容日渐丰富，为推进全球健康促进理论发展和实践依据增添中国经验。

健康支持性环境建设伴随着全民健康生活方式行动的发展而逐步展开，既是全民健康生活方式行动的重要内容，也是一项独立的慢性病预控项目。

我国健康支持性环境建设进展截至 2018 年 12 月 31 日，全国健康支持性环境建设总数为 60 126 个，各类支持性环境建设数目由多到少分别为健康社区、健康单位、健康小屋、健康食堂、健康餐厅、健康步道、健康学校、其他支持性环境、健康主题公园和健康街区。数目超过 9 000 个的支持性环境有 3 类：健康社区、健康单位和健康小屋，其中健康社区建设数目最多，有 12 795 个。健康街区的建设数目最少，仅有 1 014 个。未归于 9 大类的其他支持性环境的建设数目为 3 064 个。

2013—2018 年各类支持性环境建设数目均有所增加，但各年新增支持性环境建设数目有所差别，其中 2017 年新增支持性环境建设数目相对较少，2018 年健康学校、健康社区、健康小屋等新增支持性环境建设数目上升幅度有所加大。对各类支持性环境在 2013—2018 年的年平均增长速度进行计算，发现健康社区的年平均增长速度为 21%，健康单位为 17%，健康食堂为 16%，健康学校为 34%，健康餐厅为 15%，健康步道为 14%，健康小屋为 19%，健康一条街为 16%，健康主题公园为 22%，健康学校的年平均增长速度最高。

截至 2018 年年底，东部地区支持性环境建设总数为 33 320 个，各省支持性环境建设数目中位数为 2 274 个，其中最少的仅有 346 个，最多的有 7 424 个。中部地区支持性环境建设总数为 16 736 个，各省支持性环境数目中位数为 1 815 个，其中最少的有 884 个，最多的有 4 772 个。西部地区支持性环境建设总数为 10 070 个，各省支持性环境建设数目中位数为 560 个，其中最少的有 4 个，最多的有 3 404 个。自 2013 年起，东部各省支持性环境建设的平均水平一直高于中西部地区，但东、中、西部地区均存在着支持性环境建设相对较差的省份；西部地区支持性环境建设数目在各省间差异较大，东部地区次之，而中部地区各省的情况相对平均。

三、健康支持性环境建设的目的与意义

（一）目的

通过全民健康生活方式行动、健康支持性环境建设活动，广泛动员社会力量，营造健康生活方式支持性环境，普及健康生活方式相关知识，提供健康生活方式行为指导，培养民众健康意识和健康行为能力，最终提高居民健康水平。由此，健康支持性环境建设是引导公众改变不良生活方式，从而达到预防慢性病发生和发展的重要措施。[8]

（二）意义

总体来说，健康支持性环境为居民提供慢性病早期发现、预防与控制知识获取、不良生活行为改变和参与健康活动的自我行动平台，因此，其主要意义在疾病负担占 85% 以上的慢性病防控方面得以完美体现。

我国把健康支持性环境设定了 13 种类型，其意义可归纳为四个"提供"。

第一，为居民提供方便的自我检测和自我管理与互助服务，使慢性病早期发现和疾病监测、管理的举措走近人们的生活，在缩短疾病早期发现的时间上和控制疾病轻症向重症发展上具有积极的促进作用。

第二，为居民提供贴近生活的健康知识教育服务，使居民在通过健康支持性环境设施和群团交流参与健康生活方式的活动当中获取健康知识，极大地扩展了健康教育的途径，也使强化健康生活方式氛围的举措变得更加有形和具体。

第三，为居民提供日常生活必需的健康饮食服务，使长期以来倡导的平衡膳食举措又新添了一种参与方式，在容易造成不健康行为的领域

当中注入新的健康元素。

第四，为居民提供便利的健康活动场所和设备，把扎根于居民生活当中的一部分场所和环境融入健康的元素，人们在生活当中就能体验到健康活动，自然而然地参与到健身活动，使吃动两平衡在普通人群当中有了一个抓手。

四、健康支持性环境建设的基本原理、一般过程、方法与措施、主要特征、效果评价

（一）基本原理

健康支持性环境建设原理实质上就是其理论依据。这种理论依据来自 1986 年首届国际健康促进大会通过的《渥太华宣言》[9]的健康促进和 1992 年《维多利亚宣言》[10]中健康四大基石中的合理膳食和适量运动。

首届国际健康促进大会通过的《渥太华宣言》指出：

健康促进的重点是实现卫生公平。健康促进行动旨在减少目前健康状况的差异，确保平等的机会和资源，使所有人都能充分发挥其健康潜力。这包括在支持环境中的安全基础，获取信息、生活技能和做出健康选择的机会。除非人们能够控制那些决定他们健康的事情，否则无法充分发挥他们的健康潜力。

生活、工作和休闲方式的改变对健康有重大影响。工作和休闲应该是人们健康的源泉。社会组织工作的方式应该有助于创造一个健康的社会。健康促进创造安全、积极、令人满意、愉快的生活和工作条件。

1992 年世界卫生组织在第一届国际心脏健康会议上发布了《维多利亚宣言》，其中提出：合理膳食、适量运动、戒烟限酒、心理平衡，由此被冠于全球健康四大基石。健康支持性环境建设主要依据合理膳食和适量运动。

合理膳食是指多种食物构成的膳食，这种膳食不但要提供给用餐者足够的热量及其所需的各种营养素，以满足人体正常的生理需要，还要保持各种营养素之间的比例平衡和多样化的食物来源，以提高各种营养素的吸收和利用率，达到平衡营养的目的。

适量运动是指运动者根据个人的身体状况、场地、器材和气候条件，选择适合的运动项目，使运动负荷不超过人体的承受能力，在运动后感觉舒服、不疲劳、不气喘。适量运动是保持脑力和体力协调，预防、消除疲劳，防止亚健康、延年益寿的一个重要因素。

归纳起来，健康支持性环境建设的基本原理就是依据健康促进的理论指导有利于居民促进健康的环境建设活动，促进身体健康、心理健康和社会适应能力的提高。

（二）一般过程

1. 申请备案

拟开展健康支持性环境建设工作的机构向所在区、县全民健康生活方式行动办公室联系，提出申请并备案。

2. 工作培训

所在区、县全民健康生活方式行动办公室在收到申请的 1 个月内对开展健康支持性环境建设工作的机构提供一次工作培训，并在建设过程中提供技术指导。

3. 组织实施

开展健康支持性环境建设的机构依据本方案内容和要求开展各项工作，并及时记录有关的活动信息。

4. 考核评估

开展健康支持性环境建设的机构在提出建设申请 6 个月后向所在区、县全民健康生活方式行动办公室申请考核评估。所在区、县全民健康生活方式行动办公室组织对健康支持性环境建设工作进行现场评估指导。

5. 督导管理

对考核合格的健康支持性环境，可授予"全民健康生活方式行动健康××"称号，负责授予称号的主体由各省根据本省特点自行确定，可为各级卫生行政部门、全民健康生活方式行动领导小组或行动办公室。对考核评估合格的健康支持性环境，区、县全民健康生活方式行动办公室每年至少进行 2 次督导检查，市级、省级和国家全民健康生活方式行动办公室每年进行 1 次抽查。督导检查中发现问题应及时提出限期整改意见，如果逾期不改，将取消健康支持性环境相关称号。

（三）方法与措施

1. 政府支持，多部门参与

充分发挥全国爱国卫生运动委员会办公室的组织发动作用，在政府领导下，利用当地卫生、环保、城建、教育、体育、宣传等多部门力量，共同开展健康支持性环境建设活动。

2. 技术指导，科学创建

充分利用当地疾控、医疗、社区卫生服务等专业机构的技术力量，为健康支持性环境建设工作提供技术支持。制订人员培训计划，定期为健康支持性环境建设机构开展人员培训，提高健康生活方式知识宣传、技术指导和创新能力。

3. 整合资源，提高效率

全民健康生活方式行动健康支持性环境建设工作可与其他领域的工作有机结合，有效利用各方人财物资源。特别要与全国爱国卫生运动委员会办公室的健康城市、卫生城市、文明城市等创建工作结合起来，充分利用政府搭建的平台，将健康支持性环境建设纳入政府推动的各项活动中，既丰富各项活动的内容，又借力实现全民健康生活方式行动健康支持性环境建设的目标。同时，还要充分发挥党支部、团支部、工会组织作用，将健康生活方式行动工作开展纳入党团工会组织活动内容，丰富单位文化。

4. 完善机制，加强监管

充分发挥管理部门、行业、职工和群众的监督和考评作用。如：在健康社区或健康单位引入居民或职工的满意度评价；在健康食堂（餐厅）定期开展内部自查和菜品点评；发挥餐饮行业的行业自律，规范、支持健康餐厅的建设等。

5. 宣传引导，持续发展

通过多种途径宣传健康支持性环境建设工作及其效果，提升健康支持性环境的影响力，使健康支持性环境建设工作获得可持续发展的空间。

6. 切合实际，主动创新

结合当地民俗、风情、文化、环境等实际情况，围绕合理膳食和健康活动主题，开展具有地方特色的宣传活动。

（四）主要特征

健康支持性环境是为居民提供健康服务的，具备以下几个方面的显著特征：

1. 整体性

整体性指环境的各个组成部分和要素之间构成了一个有机的整体。诸如自助检测（包括国民体质检测）、健身场所、健康餐饮点、健康教育（包括场所和互助团体）等，从建设规划设计来说，这是一个整体。国内有些城市，以健康步道为纽带，把自助检测点、国民体质检测室、健康餐厅和宣传标志牌等沿步道设置，这就是整体性的最好体现。

2. 区域性

区域性指各个不同层次或不同空间的地域，其结构方式、活动规模和途径等都有其特殊性。国内的健康支持性环境建设一般都是在组织或实施方自愿的前提下开展建设活动的，大部分地区和单位都是结合自身特点，因地制宜地进行建设。例如，健康步道，有的沿河而建，有的设在公益性游园内，有的建在居民小区周边（或小区内部），这就会带来很多不同的环境特点。又如，健康餐厅建设大部分建设单位都会结合自身服务特点或特色开展建设活动，由此也会带来鲜明的特色。

3. 变动性

变动性指在自然和居民活动的共同作用下，环境的内部结构和外在状态始终处于不断变化的过程中。所有的健康支持性环境都会随着城市建设和社会活动的变化而发生改变，不会处于一成不变的状态。例如，健康街区应该随着人们对健康文化需求的变化，以及街区环境改造而不断地进行改善。又如，健康社团会随着人流的变化而不断地做出调整。另外，所有的健康支持性环境也应该根据居民的不同要求而不断地进行完善。

4. 开放性

开放性指健康支持性环境的场所和设备必须是对所有有需求的居民开放，这是由健康支持性环境建设的目的所决定的。

（五）效果评价

评估工作主要有两种形式，一是达标评估，二是效果评估。

2013年国家疾病预防控制中心在发布《全民健康生活方式健康支持性环境建设指导方案》时提出了评估要求，并提供了一系列的评估表（记分形式）。全国各地又根据自身特点完善评估内容和要求。评估活动主要从基本条件、人员要求、环境状态、服务要求等几方面通过查阅工作过程资料和现场验收形式，对每一处场所进行评估。评估工作主要用于场所的验收（是否达标）和考核维护情况（达标后的保持状态）。通过对达标单位或场所给予对应级别（县、区和地市级）的命名，有力推动了这一项目的发展。

在健康支持性环境建设项目开展了一定时间后，对项目开展前后收集的信息进行比较，评估改善效果。国家也鼓励当地行动办公室指导健康支持性环境建设相关机构在建设开始前和建设结束后开展居民问卷调查，评估健康支持性环境建设对居民活动参与率、健康生活知晓率、健康行为等的改善效果。效果评估调查工作既可以由国家层面统一布置实施，又可以根据地区特点进行专项调查。从收集到的文献来看，目前有潍坊市、惠州市和苏州市等开展了效果评估调查工作。[11-15]

五、健康支持性环境建设展望

（一）健康支持性环境建设与相关领域的关系

由于健康支持性环境建设的目的是预防和控制慢性非传染性疾病，因此与慢性病防控的其他措施具有兼容性，彼此相互依赖和相互促进。健康自助检测服务与慢性病筛查和疾病管理过程中身体健康指标监测可以作为相互支持的信息考量。健身场所与体育部门健身场所具有相同作用，可以在资源上互通。健康社区、健康街区等与健康教育工作内容和工作形式等具有相互影响的作用，可以在工作场所和工作途径上互用。

（二）健康支持性环境建设面临的挑战和展望[7]

（1）我国幅员辽阔，不同区域的经济发展并不均衡，各区域的医疗卫生资源配置及对卫生工作的重视程度也可能存在差别。

通过对东部、中部和西部地区的支持性环境建设情况的比较分析，发现东部地区的支持性环境建设情况要好于中西部地区。中国慢性病预防控制能力调查报告指出，东部地区慢性病防控基础配置能力、人力资源能力等方面均高于中西部地区，报告显示各地区的能力建设水平、当地政府对支持性环境建设相关工作的重视程度等因素均有可能影响支持性环境的建设。

据《2018 中国卫生健康统计年鉴》显示，2017 年江苏省、山东省、浙江省和河南省的地区生产总值在全国省、自治区及直辖市中排第 2—5 名，经济水平处于我国的前列，上述省份的支持性环境建设情况也处于较高水平，这些结果均表明支持性环境建设水平与区域的经济发展水平存在密切联系。但值得注意的是，广东省的经济水平在 2017 年排名全国第一，而该省的各类支持性环境建设均未出现在省级排名的前

5 名中，可见经济发展水平并非是影响支持性环境建设的唯一因素。

（2）经过多年的持续建设，全国各地全民健康生活方式行动的健康支持性环境建设水平有了长足的发展，但仍存在着一些不足。

首先，尚有一些与居民日常生活相关的环境未纳入全民健康生活方式行动支持性环境建设指导方案中，如医院、超市和家庭等环境，这些环境也可对居民健康发挥促进作用，研究显示，有 3 064 个已建成但在指导方案中尚未归类的其他支持性环境，因此有必要对指导方案进行更新，吸纳并规范更多的支持性环境建设。

其次，部分地区存在已建支持性环境开展活动较少、利用率不高的现象，可见在未来支持性环境建设中还应加强建设过程的督导与考核评估，提升宣传力度、公众知晓度及使用率。此外，近年来国家卫生城市、健康城市、健康细胞工程建设等也出台了与健康环境建设相关的文件和要求，但各类文件中健康环境的指标定义和建设内涵均有所差异，因此有必要建立统一的支持性环境建设标准或规范，来指导各地的支持性环境建设。

最后，健康支持性环境建设对于促进公众养成健康文明的生活习惯、践行健康的生活方式有着重要的推动作用，全国各地区未来还应继续基于全民健康生活方式行动平台，深入推进健康支持性环境的建设与利用，切实发挥支持性环境的健康促进作用。

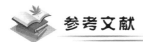 **参考文献**

［1］中国疾病预防控制中心．全民健康生活方式行动健康支持性环境建设指导方案（2019 年修订）［EB/OL］.（2019-09-24）［2020-02-03］. http://www.yuelu.gov.cn/rdzt/1757364/1637249/zczd/201909/t20190930-6856270.html.

［2］袁蓁．健康生活方式研究进展［J］.全科护理，2010，8（4）：1011-1012.

［3］健康中国行动推进委员会．健康中国行动（2019—2030 年）：总体要求、重大行动及主要指标［J］．中国循环杂志，2019，34（9）：846-858．

［4］石文惠，王静雷，杨一兵，等．全民健康生活方式行动助力健康中国建设［J］．中国慢性病预防与控制，2019，27（10）：721-723．

［5］王静雷，马吉祥，杨一兵，等．全民健康生活方式行动工作现况分析［J］．中国慢性病预防与控制，2019，27（10）：724-727，731．

［6］李园，王静雷，张晓畅，等．全民健康生活方式行动（2007—2015 年）历程回顾与展望［J］．中国健康教育，2016，32（12）：1143-1145．

［7］杨一兵，王静雷，石文惠，等．2013—2018 年全民健康生活方式行动健康支持性环境建设趋势分析［J］．中国慢性病预防与控制，2019，27（10）：732-735．

［8］国务院办公厅．中国防治慢性病中长期规划（2017—2025 年）［EB/OL］．（2017-02-14）［2019-12-20］．http：//www. gov. cn/xinwen/2017-02/14/content_5167942. htm．

［9］WHO. The Ottawa Charter for Health Promotion（The Ist International Conference on Health Promotion, Ottawa, 1986）［EB/OL］.（2012-06-16）［2017-02-14］. https：//www. who. int/healthpromotion/conferences/previous/ottawa/en．

［10］Fodor, J. G.. The Victoria Declaration［J］. Cor et vasa, 1993, 35（3）：97-98．

［11］李园，王静雷，张晓畅，等．全民健康生活方式行动健康支持工具的效果评价［J］．中国慢性病预防与控制，2017，25（3）：171-175．

［12］陈先献，任杰，高丛丛，等．2008—2014 年山东省创建健康支持性环境工作进展与分析［J］．预防医学论坛，2015（7）：

557-559.

[13] 李亮，孟显峰，陈作森，等．潍坊市创建健康支持性环境现状分析 [J]．中国城乡企业卫生，2017，32（3）：149-150.

[14] 陈敏敏，肖文芳，琚雄飞，等．2012—2015 年惠州市健康支持性环境创建影响因素及对策 [J]．中国慢性病预防与控制，2016，24（11）：833-835.

[15] 张正姬．苏州市健康支持性环境建设效果评价 [J]．中国公共卫生管理，2016（4）：509-511.

第二部分

服务健康环境

一、概念

服务环境亦称"服务场景",它是指企业向顾客提供服务的场所。不仅包括影响服务过程的各种设施,还包括许多无形的要素。[1]

本书所涉及的服务健康环境是指全民健康生活方式健康支持性环境中与服务有关的场所,包括:健康加油站(健康小屋);健康食堂;健康餐厅;健康超市;健康医院;健康步道;健康主题公园。[1]

根据实践体会,笔者认为此类环境有以下三个特点:一是环境属于公众场所,具有服务属性,包括有偿服务和无偿公益性服务;二是在这些环境当中,人们的活动具有主动性,即主动参与,容易获得满足;三是健康元素通过提供的服务而得到传递。

(一)健康加油站(健康小屋)

健康加油站又称健康小屋,只是在不同场合的称呼不同,没有本质的区别。这类场所一般由政府主导,即公共卫生机构提供给人们的用于体检测量、干预指导、健康宣教、知识获取等的场所。其特点是:群众自愿参与、自主健康、自我管理。其表现形式是:医患合作、人机互动、患者自助。我们既不能简单地将其理解为"健康体检小屋",也不能复杂地将其看成"疾病诊断小屋",更不能将其拔高理解为"社区慢性病管理小屋"。[2]

全民健康生活方式健康支持性环境项目中对健康加油站（健康小屋）的定义是：为群众提供自助健康检测服务，传播健康知识，传授健康技能，促进慢性病的早期发现，引导公众养成自我管理健康意识而设置和建设的场所。一般情况下，这类场所为群众提供身高、体重、腰围、血压、血糖等检测项目，这些检测项目可以自行完成，也可以由管理人员帮助完成。场所可以设置在卫生服务机构，也可以设立在居民社区，一切以方便群众进行自我健康检测为前提。

（二）健康食堂

从广义的角度来看，"健康食堂"是指能够提供合理膳食和营养平衡的场所，其注重饮食搭配和健康教育，通过饮食来调控慢性病，为人们提供良好的就餐环境；从狭义的角度来看，健康食堂是指在保证食品安全的基础上，提供符合营养学的饮食搭配，改善人们的饮食习惯和饮食思维，最终提升人们的饮食健康。[3]

全民健康生活方式健康支持性环境项目中对健康食堂的定义是：健康食堂应有就餐场所，即向单位、机关、学校等机构内部人员提供健康饮食服务的食堂或餐厅，前提条件是必须具有相关许可资质。

（三）健康餐厅

健康餐厅泛指营养、健康的餐厅。随着餐饮业的不断发展，我国对餐饮业的管理力度也在不断加强，提倡健康饮食。健康餐厅包括饮食健康、环境健康、人员健康。[4]

全民健康生活方式健康支持性环境项目中对健康餐厅的定义是：设有就餐场所，向社会公众提供健康饮食服务的餐饮企业，前提条件是具有相关许可资质。

（四）健康超市

健康超市容易被误认为是保健商店。保健商店是出售保健物品和指导顾客使用的服务场所，而健康超市是注重食品营养平衡和倡导健康消费的服务场所，且有一套严格符合健康生活方式的考核标准，而保健商品是做不到这一点的。[5]

全民健康生活方式健康支持性环境项目中对健康超市的定义是指适用于具有一定规模，经营范围应包括预包装食品，并在销售过程中向消费者进行平衡膳食、健康消费科学指导的商店。

（五）健康医院

健康医院也称健康促进医院。目前国际上通用的健康促进医院定义是以《布达佩斯宣言》为基础整理而成，即一个医院的职能不仅是提供高品质人性化的医疗与护理服务，还应形成与健康服务目标紧密结合的企业共识，既能营造健康促进所需的组织机构与文化氛围，又能充分调动病人与医护人员在健康维护中所发挥的主观能动性，还能促进医院与社会主动合作，将其本身发展成为一个提升健康素养的综合环境与交流平台。[6]健康医院的内涵是提倡以人为尊的人文理念，以患者及其家属、医护人员、社区群众、医疗机构为对象，通过组织发展策略（包括政策保障、全员参与、资源配置、健康维护能力提升、有组织的行动与目标管理及协调互动等）将健康促进理念融入医院的日常业务工作中，达到医院文化、组织、环境和流程的全面改善，保障一线医疗技术人员发挥最佳工作状态，从而落实全生命周期健康服务的目标。[7]

（六）健康步道

健康步道的兴起是受到国家步道建设的启发。国家步道是指建设于生态与人文资源丰富的山岳、水岸或郊野地区，穿越并连接具有代表性的人文与生态资源，串联多样性国家级景区，为到访者提供自然人文体验、环境与文化教育、休闲健康游憩等多元机会的同时，实现传承保护文化遗产、利用生态资源、促进旅游产业、活跃乡村经济的步道廊道系统。[8]

全民健康生活方式健康支持性环境项目中对健康步道的定义是适用于社区、单位、公园等公共场所内具有一定长度，可供公众开展健步走等形式的健身活动，并获取与健康相关的知识和技能的步行道路。

（七）健康主题公园

主题公园是指以营利为目的兴建的，占地、投资达到一定规模，实行封闭管理，具有一个或多个特定文化旅游主题，为游客有偿提供休闲体验、文化娱乐产品或服务的园区。[9]

全民健康生活方式健康支持性环境项目中对健康主题公园的定义是用于向公众传播健康知识，促进公众身体活动，同时提高健康素养和获取健康技能的公园，是非营利性的公益事业。

二、主要做法

这些服务性场所在健康支持性环境建设方面的主要做法有三点：一是根据服务对象设计建设内容；二是根据场所特点设定建设要求；三是所有建设都是场所所在单位自愿投入或属地政府公益事业投入。然而，各种场所的具体做法都是根据自身特点而设定的。

（一）健康加油站（健康小屋）

健康加油站（健康小屋）建设的指导思想是通过为居民提供能够进行健康自测且方便使用的场所和工具，实现居民健康自我监测的目的。围绕这一指导思想形成的主要做法有以下几项：

1. 确定建设投入的主体

健康小屋是政府主导，由公共卫生机构提供给人们的，用于体检测量、干预指导、健康宣教、知识获取等的场所。健康小屋作为网络医院在院外的重要组成部分，主要位于社区、社康中心及大型团检企业内，由大型医院选点建设，合作企业提供标准化建设、配套服务，与医院健康管理平台互联互通。

2. 选择建设的合作单位

健康小屋主要选址在社区卫生服务中心、社区街道办事处、居委会、家庭综合服务中心、老年活动中心、事业单位等提供的办公或服务场所内，由合作单位免费提供场地等基本支持，医院配备远程健康管理设备及健康管理工作人员为居民提供服务。健康小屋附近都有较为密集的人群，有着健康管理的实际需求。

3. 提出场所和设备的建设要求

健康小屋的面积大小不等，一般有 $10 \sim 100 \ m^2$，有一定的空间，能够容纳一定数量的设备和人员。健康小屋的必备设备主要有：① 计算机硬件及网络；② 中医体质辨识仪；③ 身高体重仪；④ 血压计；⑤ 血糖仪；⑥ 腰围仪；⑦ 健康触控一体机；等等。

（二）健康食堂

健康食堂建设的指导思想就是根据健康食谱要求，通过食堂厨师烹饪活动，为用餐人员提供健康食物。围绕这一指导思想形成的主要做法有以下几项：

（1）促使厨师掌握烹饪健康菜品的基本技能。

（2）为用餐人员提供方便称量体重的工具。

（3）为用餐人员提供健康生活方式的宣传资料。

（4）为用餐人员提供具有能量标识的菜谱。

（5）根据营养要求为用餐人员提供多品种食物。

（6）记录盐、油、糖消耗量，以便控制烹饪时的用量。

（三）健康餐厅

健康餐厅与健康食堂相似，其指导思想也是根据健康食谱要求，通过餐厅厨师烹饪活动，为顾客提供健康食物。围绕这一指导思想形成的主要做法有以下几项：

（1）促使厨师掌握烹饪健康菜品的基本技能。

（2）设置健康加油站或健康小屋。

（3）为用餐人员提供健康生活方式宣传资料。

（4）为用餐人员提供具有能量标识的菜谱。

（5）根据营养要求为用餐人员提供多品种食物。

（6）具备引导顾客选择健康菜品的功能。

（7）记录盐、油、糖消耗量，以便控制烹饪时的用量。

（四）健康超市

健康超市建设的指导思想是利用超市这样的购物场所来影响购物者对低盐、低糖和低脂食物的认识。围绕这一指导思想形成的主要做法有以下几项：

（1）销售或展示健康支持性工具，如控油壶、限盐罐、限盐勺、BMI转盘、腰围尺等。

（2）布置认识食品营养标签的宣传环境，为导购配套健康元素。

（3）设置低盐、低糖、低脂食品的销售专柜或专区。

（4）要求超市导购员（或超市营养师）根据食品营养标签主动向顾客介绍食品，引导消费者购买低盐、低糖、低脂食品。

（5）设立奖励措施鼓励导购员销售食品时优先推荐低盐、低糖、低脂食品。

（6）持续记录油、盐（低钠盐）、糖、腌制品的销售情况。

（五）健康促进医院

健康促进医院建设的指导思想是利用医院的优势把疾病管理和健康教育从医院延伸到社会和深入到社区。围绕这一指导思想形成的主要做法有以下几项：

（1）提高职工健康教育的技能，包括岗前健康教育技能培训等。

（2）医院全方位设置健康教育阵地和健康教育宣传资料发放点。

（3）提供门诊健康教育、住院健康教育和社会健康教育服务。

（4）组织或参与社区居民健康自我管理小组或专病患者俱乐部活动。

（六）健康步道

健康步道建设的指导思想是把健康促进的理念融入居民步行的环境当中。围绕这一指导思想形成的主要做法有以下几项：

（1）设置宽度不小于 1.2 m，总长度不小于 1 000 m 或环形周长不小于 300 m 的步道，一般与市政、园林、体育、文化、团工等部门共建共享。

（2）步道周边设置健康生活方式知识宣传标识和运动量标识。

（3）利用步道组织开展全民健身步行活动。

（4）健康步道也融入当地文化和历史知识的宣传。

（七）健康主题公园

健康主题公园建设的指导思想是将健康促进的理念融入居民休闲活动的集散地当中。围绕这一指导思想形成的主要做法有以下几项：

（1）设置固定的健康知识宣传栏、宣传墙、LED 大屏幕或宣传长廊等宣传阵地。

（2）设置功能分区合理和满足不同人群集体健身锻炼需求的场地，配有锻炼器材。

（3）根据实际情况而设置健康步道和健康小屋（或健康自测点）。

（4）建成适合开展健康教育、健康知识宣传和健康促进活动的场所。

三、评价性描述

由于公众场所人员流动性大，物品和设备使用率高，使健康促进发挥作用的效率也得到了极大的提高。在服务场所开展健康环境建设，不仅影响面大，更重要的是健康教育在促进健康行为形成方面能使百姓的获得感更为具体。不同的服务场所，由于支持性环境建设的侧重点不同，对其评价也有所不同。

（一）健康加油站（健康小屋）

健康加油站（健康小屋）既可以通过一次性的自测获得部分健康评估信息，又可以通过定期的自测获得连续性的健康信息，这有利于健康行为的持续矫正和形成。当前对健康加油站和健康小屋评价可归纳为以下几点。

1. 具有"民心工程"的荣誉

我国将健康加油站和健康小屋确定为创建慢性病防控示范区的内容之一，在政策上给予了极大的支持。另外，国家还从不同的领域把健康小屋建设列入相应建设范畴。自 2007 年中国全民健康生活方式行动开展以来，各地政府都高度重视，出钱、出物，积极开展全民健康生活方式大行动，使健康加油站和健康小屋有了快速的发展。其中，为创建慢病综合示范区而开展的社区健康小屋建设就成了一项"民心工程"，获得了居民的赞誉。

健康小屋建设的依据除慢性病防控示范区建设外，还包括以下工作要求：

（1）《全国卫生信息化发展规划纲要（2003—2010）》，同时指出卫生改革与发展迫切需要加快信息化建设，信息化不仅能促进各项改革措施的落实，也能推动卫生改革的深化。

（2）《中共中央 国务院关于深化医药卫生体制改革的意见》（中发〔2009〕6 号）中提出，要大力开展健康教育，充分利用各种媒体，加强健康、医药卫生知识的传播，倡导健康文明的生活方式，促进公众合理营养，提高群众的健康意识和自我保健能力。

（3）《国务院关于印发医药卫生体制改革近期重点实施方案（2009—2011）的通知》（国发〔2009〕12 号）中提出，促进基本公共卫生服务逐步均等化，使全体城乡居民都能享受基本公共卫生服务，最大限度地预防疾病。

（4）《卫生部关于印发〈国家基本公共卫生服务规范（2009 年版）〉的通知》（卫妇社发〔2009〕98 号）中提出，对青少年、妇女、老年人、残疾人、0—36 个月儿童家长等重点人群进行健康教育。

（5）《健康档案基本架构与数据标准》中提出，医药卫生信息化建设是深化医药卫生体制改革，建设服务型政府、促进实现医药卫生事业健康发展的重要手段和技术支撑。

（6）《健康档案相关卫生服务基本数据集标准》中提出，以规范健康档案个人信息登记基本内容，实现健康档案个人信息在收集、存储、发布、交换等应用中的一致性和可比性，保证个人信息的有效交换、统计和共享。

（7）《慢病管理业务信息技术规范》中提出，促进区域卫生数据的共享，提高信息利用价值，最终促进基于网络化管理的慢病信息管理体系的建设。

2. 与健康体检的作用不同

健康小屋的概念来源于健康体检。健康体检是指应用体检手段对健康人群的体格检查，也被称为"预防保健性体检"。健康体检作为一种行业，在 20 世纪 40 年代首先在美国出现。第二次世界大战后人们认识到健康的重要性，体检行业应运而生。早在 2000 年年初，健康体检被国内部分医疗相关机构接受和引入。经过十余年的发展，健康体检已经发展成为一个成熟的系统化产业。随着健康体检行业的不断演变和发展，自助式的健康体检模式逐渐受到国内沿海发达地区卫生部门的关注和引进，并逐渐确立了自助式健康体检模式，这在慢性病防控工作中有着非常重要的现实意义。随着各地不断地尝试和探索，作为"自助式健康体检模式"代称之一的健康小屋，因其亲切、明朗、易识记等特点，逐渐为大家普遍接受。所以，作为健康体检的一种方式，健康小屋是卫生部门根据慢性病防控工作的现实需求，以期解决人们不良生活方式而提出来的，是将传统的医生管理病人模式转变成医患结合、病人自助参与的新模式。在内容上，健康小屋不仅仅是简单的体检小屋，还对慢病干预、疾病指导等方面都有着非常重要的意义。

3. 形成了一种新型的医疗服务模式

健康小屋通过加强社区健康管理及自助健康检测来帮助慢性病患者，提升其健康管理质量，从而改善患者的生存质量。健康小屋旨在提高社区慢性病患者的自我管理能力和认知水平，为疾病的治疗预防提供基础。[10-13]基于健康小屋的区域健康信息管理平台的实施，加强了区域卫生信息资源的共享，加强了居民全生命周期的健康管理，转治病为预防，提高了居民的健康水平。[14]

4. 社区健康小屋的特殊性

社区健康小屋不是一般意义上的健康小屋，而是卫生部门根据控制慢性病，解决人们的不良生活方式提出来的，是将传统的医生管理病人模式转变成医患结合、病人自助和主动参与的新的管理模式，即医患合作，社区群众自我参与、自我管理。相较于硬件设施，更为重要的是以健康小屋为依托，建设医院—社区慢性病防治的协作模式，通过信息系统建立健康小屋的健康档案，进行健康状况监测，并通过家庭医生签约的方式对居民进行生活方式和用药指导及健康指导。在一些粗略的评估中，健康小屋也确实显示出了在慢病管理中的一些效果。[15-19]健康小屋的信息共享建设在信息技术发展的当下也尤为重要，健康小屋信息系统与社区医院信息系统互联、与居民移动端应用诸如微信小程序[20]等互联，将有利于健康小屋功能的发挥。

5. 问题与不足

有的健康小屋内设备虽然很多，但大多是体重仪、身高仪、血压仪、心血管检测仪、肺功能仪、骨密度检测仪、心电图、血糖监测仪等体检仪器，而如何结合慢性病防治，控制危险因素，提倡健康的生活方式，干预指导的设备却没有，小屋异化成了"体检小屋"。由此造成使用和维护复杂、成本高、社区居民也无法单独参与完成（只能在社区医生的帮助指导下进行）等问题，大大增加了社区人员日常事务的工作量。浙江省对健康小屋现状调查表明[21]，尽管浙江省健康小屋建设已经具有一定规模，数量相对较多，设置较优，但依然存在运转经费欠缺、工作人员不足、检测数据欠缺管理和利用、运行维护不足等问题。健康小屋自 2008 年在上海、北京等地落成启用，肩负起了一个重要职责，就是让居民提高自我管理的意识，做好自己的"半个大夫"。[22,23]调查显示居民对健康小屋服务的改进建议，主要有：① 多宣传，让更多的居民了解健康小屋；② 工作人员太少；③ 增加服务设备；④ 增设公益项目；⑤ 调整健康小屋下午开放时间，方便上班族灵活使用。[24]

截至 2014 年 12 月 31 日，全国共建成 5 363 个"健康小屋"，覆盖全国 675 个区县，其中 61.44% 在东部地区，71.01% 建在各级医疗机构。90% 以上的健康小屋都可检测体重、身高、血压、腰围等项目。每个健康小屋在 2014 年的平均使用次数为 1 000 次，开展健康教育工作、有信息系统的小屋使用次数较高。对小屋进行宣传、有专人引导检测、可打印报告、定期进行设备维护，以及将数据用于更新健康档案的健康小屋使用次数均较高。总体来说，健康小屋使用次数不高，功能未被完全开发，建议完善健康小屋信息化建设，与健康档案等数据互联互通，在开展健康监测服务的同时做好健康教育工作，将健康小屋作为加强群众自我健康管理的阵地，提高其利用率。[25]

（二）健康食堂

健康食堂可以通过对食物、菜谱热量和营养素的标注，再配以食堂管理和炊事员的引导，使得信用者能够清晰、有效地把握自己健康饮食的问题。当前对健康食堂的评价可归纳为以下几点：

1. 食堂服务理念得到改变

我国单位食堂的工作仍偏重食品安全保障，但随着职工健康需求的提升，各单位越来越重视食堂在营养健康方面的作用。许多食堂在营养促进方面做出了一些尝试，主要包括在烹调方法方面进行改良、在食物搭配上进行营养配比、营造合理膳食的就餐环境、组织营养健康知识培训和活动等。食堂在营养健康方面的作用渐受重视，但多数食堂仅在营养支持性环境方面做了一些工作，而在营养膳食供应方面仅做了一些尝试。一方面，尝试降低菜肴油、盐、糖的使用量；另一方面，按照中国居民平衡膳食宝塔的推荐，每天提供一定比例的粗粮、奶类或水果。同时，有食堂尝试针对特殊需要人群（如患高血压、高血脂等人）制作不同能量等级或低钠含量的特殊菜品。[26]

2. 具有持续发展的可行性

当前，健康食堂的观念越来越深入人心，人们通过建立科学的日常菜谱来平衡饮食营养，促进健康饮食习惯的培养。健康食堂推行健康饮食对就餐者有较大的影响，通过健康食谱搭配，就餐者的血糖、血压和血脂等指标明显改善，同时就餐者的整体健康水平显著提高，健康饮食搭配具有显著的干预效果，其膳食结构更加趋于合理，营养成分搭配更加科学。健康食堂可持续工作机制创建更好的服务有利于人群健康水平的提升，通过食堂饮食控制慢性疾病发生，为人们的身体健康服务，从而丰富了我国公共卫生事业的内涵。[3]

3. 问题与不足

由于餐饮单位的领导对公共营养了解不多、重视程度不够，所以在餐饮单位开展健康食堂创建工作的氛围还未形成。餐饮单位公共营养师的配备普遍不足，只有个别餐饮单位配备了公共营养师，食堂工作人员比较注重食品安全知识的培训，缺乏公共营养知识的培训。餐饮单位一直注重菜品、服务等方面的内容，而对营养搭配的关注度不够。[27]

（三）健康餐厅

健康餐厅可以对食物、菜谱热量和营养素进行标注，再配以点菜员的引导，使得顾客能够清晰、有效地把握自己能量平衡的问题。当前对健康餐厅的评价可归纳为以下几点：

1. 健康餐厅服务需要有一个被认识的过程

居民膳食结构在民族、地区、城乡、富裕程度等方面存在着差别，膳食结构不合理、营养素摄入不均衡、不良的饮食与生活习惯等多种因素致使居民营养与健康问题逐渐显现出来。健康餐厅通过在食品服务场所提供更健康营养的食物、在餐厅菜单上标注营养信息和热量这两种策略来改善健康的食物环境。在中国，这种服务形式对于消费者来说是一种新生事物，需要有一个被逐步认识的过程。这种被认识的过程，本身也是提高公众健康素养的一个过程。对健康餐厅服务的认识应该包括两个方面的对象，即服务场所的所有工作人员和顾客（又称消费者），但首先应该是工作人员，如管理者、厨师和服务人员。

2. 健康餐厅在营造合理膳食氛围方面具有深刻的影响

健康餐厅在优化点餐服务、推荐健康食谱方面能够对消费者起到一种示范作用。健康餐厅将健康菜品制成印制精美、色彩喜人的菜谱置于餐厅醒目位置和菜谱本上，供消费者选择，能够激发消费者对合理膳食的思考，选菜的过程就会产生合理膳食的思维效果。健康餐厅菜单上标注各类营养成分和热量，又有服务人员主动介绍菜品营养特点、健康食谱和少盐少油的好处，引导消费者合理选择膳食，这样的服务过程也是公众学习和掌握合理膳食技术的过程。

3. 问题与不足

首先，健康餐厅建设尚未得到政策上的有力支持。一般来说，餐厅都是私营的服务单位，政府管理部门只能倡导有一定志向的业主自愿开展健康餐厅建设，还缺少有力的支持性手段，如减税等。

其次，政府管理部门还缺少有效的维护和管理机制，许多健康餐厅在建设达标后很难做到长时间维持。

最后，还缺少有效的评估手段，即健康餐厅建设以后对大众身体健康的影响作用无法开展有效的评估，健康餐厅的价值体现不足。

（四）健康超市

健康超市可以通过食品营养素的标注和导购员的引导，使得顾客能够清晰、有效地把握健康食品的问题。当前对健康超市的评价可归纳为以下几点：

1. 导购员或超市营养师是健康超市发挥作用的关键性人物

导购员（超市营养师）通过为顾客提供相应的健康服务，例如，指导人们看懂食物包装标签、怎样增加日常果蔬的摄入量、如何控制食物过敏，以及针对特殊人群给出具体建议等，既有直接的指导作用，又有间接且更广泛的健康教育作用。当一个区域的健康超市数量在所有超市中达到一定的比例以后，消费者理性购买和合理购买健康食品的氛围就会逐步形成。[28]

2. 健康超市是倡导合理消费健康食品最好的宣传场所

随着经济的发展，人民生活水平的提高，大型连锁超市的快速发展，特别是在大、中型城市中，超市已经成为居民购买食品的重要场所。位于主要居民点的超市大型社区店，消费群体相对固定，以此为平台针对同一消费群体进行长期的食物与健康宣教，其效果既明显又持久。另外，超市门店开展宣教活动，可以提升超市企业的社会形象。[29]

3. 问题与不足

由于导购员或超市营养师是健康超市的灵魂，如果这支队伍没有得到良好的培训，则健康超市将会名存实亡，而有一些健康超市就是如此的状态。另外，健康超市存在的问题与健康酒店有相似之处，即政策的支持缺乏力度，健康超市无法长期维持。

（五）健康医院

健康医院可以通过全生命周期的健康服务来改变人们对于疾病与健康不合理的认识，更易加深人们对健康的理解和认同。当前对健康医院的评价可归纳为以下几点：

1. 健康医院是实施全生命周期健康服务的最佳场所

健康医院是以患者及其家属、医护人员、社区群众、医疗机构为对象，透过组织发展策略，如政策保障、全员参与、资源配置、健康维护能力提升、有组织的行动与目标管理及协调互动等，将健康促进理念融入医院的日常业务工作中，达到医院文化、组织、环境和流程的全面改善，保障一线医疗技术人员发挥最佳工作状态，落实全生命周期健康服务的目标。[7]

2. 健康医院是 21 世纪医院建设的发展方向

近年来，国内针对健康促进医院实施的研究蓬勃兴起，健康教育工作者们不断探索实践我国健康促进医院发展的新模式、新方法。例如，从制度、环境、文化等方面入手，体现公立医院的公益性质。又如，以健康教育为核心，使其贯穿医疗、保健、预防、护理及管理工作的全过程。再如，以改善服务质量为抓手，提倡患者、家属和医务人员以健康维护为工作核心的理念，将医院定格为学习健康知识和技能的主要场所。[7]进入 21 世纪后，世界卫生组织明确提出，在卫生保健系统里，健康促进是促进健康、健康保护、疾病预防、治疗乃至康复等整个医学领域中不可分割的组成部分，综合性战略所面对的首要挑战是确立健康促进在卫生保健系统内的优先地位。医院是实施健康促进干预的重要场所，创建健康促进医院是 21 世纪医院建设的发展方向。[30]

3. 问题与不足

我国健康促进医院的发展仍受到以下几个方面的制约：一是国家层面缺少健康促进医院建设精细的标准，容易导致健康促进医院建设呈现区域化、地方化、运动化的特点，也使我国整体健康促进医院工作难以规范、有序、科学、长效地进行；二是国内的健康促进医院理论研究、模式构建和实践应用等方面的学术建设有待提高，尚未形成较为完备的健康促进医院建设体系及广泛适用的健康促进医院建设模式；三是健康促进医院建设中的教育与培训缺少经验丰富的专家团队和师资力量，健康教育与健康促进的课程针对性、系统性和有效性亟待提高；四是健康服务产业的兴起及市场化竞争手段的多样性，如果没有政府层面的合理引导和正确约束，将严重制约我国健康促进医院的规范化建设；五是国内的医患关系正处于较为敏感的时期，患者的医疗期望值过高，加之媒体不负责任的片面报道，严重影响了民众对健康促进医院建设的接受度和配合度，降低了健康促进服务的有效性与可行性，对健康促进医院的发展形成阻碍。[7]

（六）健康步道

健康步道可以通过具有健康元素、特色文化标识与动态步行相结合的方式，强化健康理念，使运动与教育有机地结合起来。当前对健康步道的评价可归纳为以下几点：

1. 健康步道建设经历了一个探索过程

在20世纪90年代健康城市理念兴起后，公共健康医学加入步行健康研究，步行被认为是环保和健康的出行方式。早在20世纪30年代，英、美等西方国家开始推动健康步道系统建设，根据步道感知内容的差异分为景观步道、历史步道、休闲步道和连接步道多种类别。国内探索源于港台地区的绿道实践。随着2009年珠三角绿道网总体规划制定实施后，以健身为导向的绿道建设风靡各地，并根据使用者差异形成了两种主要类型的步道实践。一是就近服务社区居民的城市绿道，具有激发日常健身的运动兴趣。例如，多伦多市中心的"发现之旅"，步行线路分片区将公园、遗迹、生态岸线和街区邻里紧密串联，整个区域公共交通衔接，提供了游憩、生态、健身等多样化的步行体验。二是面向远足人群、连接城乡的郊野步道，例如，香港著名的野外徒步线路"麦理浩径"，是集自然、人文于一体的休闲郊野径，串联了8个郊野公园，将海滨、山谷等自然景观和历史遗存、大坝等人文景观融为一体。[31,32]

2. 国内健康步道建设具有鲜明的特点

国内健康步道建设与当地文化、体育锻炼和健康自主管理等有机结合。国内健康步道的建设作为健康支持性环境的一种形式，除了步道的健身性质以外，还具有健康知识和传统文化传播的作用，通过步道两边设置的，保持一定间距的健康生活方式和地方特色传统文化标识进行宣传，且定期更新。一部分步道边还添置了健身锻炼器材、运动广场和休闲场所等，使以步行为主的锻炼形式丰富多彩，增加了锻炼的趣味性。还有一些健康步道，在其边上或就近设置了健康小屋或市民体质检测点，为居民提供健康自测服务，使健身活动与健康自我管理实现了零距离的对接。为此，许多组织或单位时常会依托健康步道组织开展形式多样的健步走活动，使全民运动的普及有了更多的推进手段。[33,34]

3. 问题与不足

与完善的美国国家步道体系相比，我国步道存在类型单一，缺乏相应的法律法规和技术标准，对国家步道的规划、建设及建成后的运营、管理和维护没有进行明确的界定等问题。国家层面上问题主要表现在四个方面：一是国家步道未成体系，步道社会认知度低；二是国家步道可达性差，步道间缺乏有效联通；三是步道建设水平低，配套设施尚不完善；四是步道规范不健全，建成后管理维护差。[8]

（七）健康主题公园

健康主题公园将具有健康元素、特色文化的场景融入休闲和活动场所，以形象的宣传模型强化健康理念，使休闲、运动与教育有机地结合起来。当前对健康主题公园的评价可归纳为以下几点：

1. 健康主题公园与其他主题公园功能和定位不同

城市公园是指向公众提供浏览、休憩、娱乐的城市公共绿地，为公益性城市基础设施，包括综合性公园、动物园、植物园、儿童乐园、居住区游园等，这些都有相应的主题公园。城市公园的景观面貌标志着一座城市的整体文化修养和精神文明水平的高低。随着生活水平的日益提高，人们对健康的要求也越来越高，各地政府也在纷纷帮助百姓提高健康水平，规划建设健康主题公园便是时下的热门。健康主题公园，是为了提高人民群众健康水平而建设的主题公园，建成后的健康主题公园是人们公共活动的集散地，主要是为了提高人们自身健康水平。作为惠民工程，公园规划建设始终要保持公益性、公共性和公平性。健康主题公园区别于体育公园，健康公园修建的目的在于健康，体育公园修建的目的在于锻炼，不宜设置大量体育设施。健康主题公园是富有中国特色的产物，国外很难查找到类似的专属词汇。更多的是综合性的融健康主题于一体的公园或者场所。[35,36]

2. 健康主题公园助力社区健康活动

大型主题活动与社区小规模健康教育工作相结合，使社区卫生服务机构对健康教育工作的组织工作更灵活，参与人群更广泛。健康主题公园也是社区卫生服务机构与社区居民之间的一个重要的沟通平台，能将社区医务人员所掌握的先进健康理念通过健康教育及健康促进活动等传达给居民。社区医务人员也通过这一平台的交流与沟通，赢得居民的信任，知晓居民的需求，获得居民第一手的健康资料。在分析和总结的基础上，这一平台也能帮助社区卫生机构提供更优质、便捷、惠民的服务。[35]

3. 问题与不足

从所查阅的文献来看，我国的一些健康主题公园与其他主题公园可能存在两个方面的共性问题。一是缺乏地方文化的特色，缺乏地方历史文化元素与健康氛围相融的建设机制。中国是一个文明古国，在祖辈们遗留下来的文化遗产当中包含了许多健康元素，健康主题公园的建设需要充分利用具有地方特色的文化。二是有些健康主题公园的健身器械设备存在单一、简单和重复性的问题，设备成了简单的堆积，且缺乏管理机制。这样的健康主题公园只能兴旺一时，经受不起长时间考验，最终只有走向衰落。[36]

以上是从人的体验角度对服务健康环境所展示的评价性描述，服务健康环境建设的价值还可以从不同地区所开展的工作效果评估来得到验证。表 1 为笔者对不同地区开展服务健康环境项目建设的评价（摘录部分信息）。

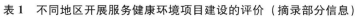

表1 不同地区开展服务健康环境项目建设的评价（摘录部分信息）

项目名称	实施地区	评价描述	参考文献
健康小屋	中国浙江省绍兴市	本研究中，实验组糖化血红蛋白、空腹血糖、收缩压与舒张压水平比对照组低；实验组干预后自护能力比对照组强。因此，选择慢性疾病健康小屋，对高血压病合并糖尿病病患进行干预，有利于其病情的控制，以及自护能力的提升	[37]
健康食堂	荷兰（学校）	干预学校健康行为改变率平均为31.4%，而非干预学校为9.7%	[38]
健康餐厅	美国威斯康星州沃帕卡县	在7家餐厅实施沃帕卡聪明饮食（WES）干预10个月，对经营者调查满意度（0~4分），满意度达到3.14分	[39]
健康超市	英国超市	顾客结账时被告知可以用健康食品替代不健康食品，在实施干预措施的6家超市中，5家超市4周购买食品单价的中位数得到提高，1家没有提高	[40]
健康医院	中国上海市宝山区大场镇	促进良性医患关系，增强病人对医护人员的信任感和依从性，有利于疾病的康复。2016—2018年，中心分别对100名患者进行"目标人群快速评价问卷调查"满意度测评，测评结果分别为93.8%、95.6%、96.2%，满意率每年都有提升	[41]
健康步道	中国江苏省镇江市	50.56%（816/1 614）的被调查者每周有6~7天使用步道，31.91%（515/1 614）的被调查者每周有3~5天使用步道，67.58%（1 090/1 613）的被调查者认为使用步道后其运动总量增加	[42]
健康主题公园	中国杭州市下城区	高血压俱乐部成员在健康主题公园建立后综合干预前后高血压危险因素有显著的改善（$P<0.01$）	[35]

四、案例介绍

（一）健康加油站（健康小屋）

1. 国外案例

国外基本查询不到跟我国意义相同的"健康小屋"，比较接近的有自我管理或者疾病评估。慢性病的自我管理主要是通过疾病监测（自测）指导日常饮食、运动、生活习惯、心理等干预疾病，实现主动管理、实现自我管理的目标，达到控制慢性病发生、发展，延缓慢性病的目的。疾病评估主要是通过无线设备检测和应用程序，运用数据模型推断疾病的阶段或者并发症发生的概率，根据评估结果对病人或者高危人群进行分级管理。

2. 国内案例

近年来，上海社区出现了智慧健康小屋，在健康自检区居民刷身份证或社保卡，可以人脸识别，验证通过后，可以开展11项健康指标的测量，包括身高和体重、体温、血压、体脂、腰臀比、心电、血糖、尿酸、总胆固醇等，检测完成后生成一份检测报告，针对每项检测，报告中都会给予详细的健康建议。

除了健康自检区以外，智慧健康小屋内还有体质检测区，居民可凭借身份证，根据系统语音提示，完成肺活量、握力、纵跳、坐位体前屈等13项体质检测。针对不同的年龄层次，智慧健康小屋可提供不同种类的体质检测项目，最终，可生成一份"人体体质与健康评估报告"。

同时，智慧健康小屋内放置一台"健康云"机器，相当于上海市卫生健康委员会的"健康云App"线下版，居民可凭借身份证或社保卡，实现健康档案查询、家庭医生签约、慢病管理等多项医疗服务。

智慧健康小屋是健康小屋的升级版，智慧健康小屋充分利用互联网、大数据等新技术，缩短了家庭医生与居民的距离，帮助居民学会健康自我管理。

（二）健康食堂

有许多不同的策略可以促进健康的食物环境。这些措施包括激励超市或农贸市场在服务能力不足的地区开展业务；在餐厅和快餐菜单上具有营养信息和热量含量；在儿童保育机构、学校、医院和工作场所中应用营养标准。健康食堂就属于在食品服务场所提供更健康营养的食物的策略。国内外的案例介绍如下。

1. 国外案例

（1）德国"公共厨房"和"学校水果"计划[43]。

德国健康教育机构千方百计从小培养孩子们的健康理念。公立电视台必须按照法律合同要求播出一定比例的健康知识节目，做成动画片，向孩子传递各种健康知识。德国教育机构从关注幼儿心理、生理健康做起，开设一系列心理课程，教授孩子如何自我调节个人情绪、建立良好的人际关系、适应周围环境等；小学阶段就开始进行性教育。《青少年保护法》还规定对4—18岁的青少年儿童要一律进行系统的健康教育。

德国营养学会、联邦卫生部、联邦食品和农业部及德国各级教育部门10年前联合打造了"公共厨房项目"，在全国中小学推广。公共厨房是全国中小学推行的饮食健康项目，开设培养中小学生健康饮食习惯的饮食教室，并传授烹饪知识。像每个孩子都要了解"饮食营养金字塔"，少吃金字塔顶部食品，多吃最底部的食物；建议每周吃2~3次肉，每周1~2次鱼，每天至少2~3次蔬菜，每天至少2次水果，每天至少1.5升水等。学校还会带领孩子到附近的农庄和果园参观。"学校水果计划"也非常成功，每名学生在早餐时间都能免费享用各种水果。为此，德国每年投入的资金超过2 000万欧元。研究显示，越早开始均衡饮食的人，日后患肥胖症、糖尿病和心血管疾病的概率就越低。

（2）荷兰"健康学校食堂计划"[44,45]。

在过去的几十年中，荷兰儿童和青少年的超重和肥胖患病率增加。学校环境可能是预防儿童和青少年超重和肥胖的重要环境，因为学校的饮食环境会直接影响他们的饮食和体育锻炼行为。荷兰政府的目标之一是到 2015 年在所有学校实现健康的学校食堂。这一领域的重要计划是"健康学校食堂计划"。由荷兰营养中心协调的这项国家计划鼓励中学建立食堂，以促进学生健康饮食。该方案的试验阶段始于 2002 年。

该计划包括针对学校工作组的四步路线图，其中包括：① 清单（自助餐厅产品，课程和政策的当前状况）；② 行动计划（设定目标和相应措施）；③ 实施阶段（实施行动计划）；④ 评估（取得了什么成就）。完成这四个步骤后，学校将按照自己的节奏被引导打造健康的学校食堂。在学校中结构性地实施健康促进干预措施后，这种干预措施会更加有效。"健康学校食堂"计划不仅激励学校改变学校食堂的产品，而且鼓励其将健康营养知识纳入课程表，并制定健康的学校饮食政策。市政卫生服务在引导学校进行变革过程中发挥着重要作用。为了能够支持有需要的学校，"健康学校食堂"计划的一个重要附加组成部分是"食堂旅"。该旅由荷兰营养中心雇用的营养师组成，他们为学校提供量身定制的建议，并在必要时拜访学校以提供现场量身定制的建议和支持。

自 2002 年进行试点研究以来，荷兰几乎所有中学中有三分之一参与了该计划，在 2006—2007 年的调查中，有 11% 的学校表示最近使用过该计划。在 2010—2011 年，有 29% 的受访者表示在最近 4 年中参加了该计划，参与度呈大幅增长的趋势。为了激励学校参加该计划，自 2006 年起每 2 年举办一次"健康学校食堂刺激奖"竞赛。该竞赛要求学校提交一份行动计划，说明其将采取哪些步骤来创建更健康的食品。6 个月后，必须提交一份报告，其中描述了已实现的目标。完成结构性变化的学校将获得该奖项。

（3）澳大利亚国家健康学校食堂。

2010 年澳大利亚联邦卫生部基于《澳大利亚健康饮食指南》和《澳大利亚儿童和青少年饮食指南》制定了《国家健康学校食堂指南》（National Healthy School Canteens Guidelines，NHSCG）。该准则包括三个组成部分：学校食堂的国家食品分类系统、食堂员工培训材料和评估框架。联邦卫生部认为，在学校吃的食物对学生的日常营养摄入有很大贡献，并且对他们的饮食习惯、成长方式和能量水平的发展也有很大影响。父母、老师和学生必须共同努力，以支持整个学校建立学校文化的方法，让学生积极选择营养食品和健康的生活方式。健康饮食指南和培训可以帮助澳大利亚各地的食堂管理人员为学校食堂选择更健康的饮食。这些准则以州和领地政府的活动为基础，并鼓励采用全国统一的方法通过澳大利亚的学校食堂促销健康食品。NHSCG 的实施由每个州或领地政府决定。一些州和地区已经完全实施了 NHSCG 准则，其他州和地区则将该准则的组成部分纳入了自己的系统。NHSCG 对于公立学校和与学校食品服务提供商合作的机构不是强制要求执行的。NHSCG 提供了完整的健康食堂工具包，食堂管理者可以将 NHSCG 补充资源（如食谱）添加到他们当前的资源工具包中，以提供和促进更健康的食物选择。学校应继续提供健康食品选择，并向学生宣传重要的健康食品信息，以符合教育部的健康食堂政策。此外，澳大利亚还同时制定了《学校糖果指南》，其认为学校食堂和其他食品服务政策，以及通过学校食堂和其他学校食品服务提供糖果，将有助于解决澳大利亚儿童糖果消费超量的问题。

（4）澳大利亚新南威尔士州健康学校食堂战略。

计划始于 2016 年，2019 年新南威尔士州的所有学校均得到了"健康学校食堂战略"的支持，该战略由教育部和卫生部与新南威尔士天主教教育委员会和新南威尔士州独立学校协会协商制定。到 2019 年 12 月，所有新南威尔士州学校都将健康食品和饮料选项增加到 75% 以上，让"健康"选择成为"轻松"选择。此外，新南威尔士州公立学校不得出售含糖饮料。在新计划下，学校食堂所供健康食品的比例不能低于 75%，并且所有餐厅需在 3 年内符合要求。在新规定下，健康食品包括水果、蔬菜、三明治、意大利面和炒菜等。按规定，健康食品在食堂菜单上至少占有 75% 的比例。而馅饼、热狗和比萨之类的非健康食品不得超过25%，并且所供应的这类食品在联邦政府营养评级系统中的评级不能低于 3.5 颗星。

2. 国内案例

（1）《北京市中小学校健康食堂标准》[46]。

北京市卫生健康委公布最新版《北京市中小学校健康食堂标准》（以下简称《标准》），要求学校向师生、家长公示学生餐制作过程及原料进货等信息，学校食堂一周内的食谱不应重复，并对消瘦、肥胖学生进行差异性供餐。《标准》规定，北京市中小学校每周要在显著位置提前公布学生餐带量食谱和营养素供给量，在食堂设置身高、体重测量工具。按照"阳光餐饮"工程建设要求，通过透明厨房、视频厨房或网络厨房的形式展示学生餐制作过程，及时向师生、家长公示主要原材料进货、供餐单位等信息。

《标准》指出，北京市中小学校应结合学生生长发育特点及不同年龄段学生营养健康需求，科学制定供餐食谱。适当满足消瘦、肥胖学生差异性供餐，鼓励研发制作低脂、低盐、低糖的餐食。其中寄宿制学校商品部要严格控制和管理汉堡包等高脂、高盐、高糖食品。学校食堂应配备至少 1 名专（兼）职营养专业人员，开展科学配餐。学校每学年应组织食堂管理和从业人员开展食品安全和营养知识技能考核，合格者方可上岗。

（2）北京"营养厨房计划"[47]。

北京市科学技术研究院所属营养源研究所投入 400 万元经费，启动"营养厨房"计划，在部分企事业单位的食堂试点"营养厨房"，规范饭菜烹饪，公示饭菜营养素含量。

"营养厨房"计划用一种类似"倒推"的方式来规范菜品烹饪，通过检测特定菜品的脂肪、盐、胆固醇含量，判断后厨加料、烹饪等操作环节是否合理。"营养厨房"初步计划在部分企事业单位的集体食堂试点，对红烧茄子、鱼香肉丝等"大众菜"进行检测。在检测中，先将食材的营养成分进行合理配比，再请厨师烹饪，然后对成品菜的营养成分进行实测。"我们要看看实测结果和计算结果差异到底有多大，再从厨师操作过程中的细节上找原因，比如操作顺序，油、盐配比等，最终希望从食材的选择到厨师的操作，每一个环节都能做到相对标准化。""营养厨房"计划还邀请了一些营养专家加盟，将对中餐的传统加工方法进行创新改良。未来，营养源研究所还计划建立"营养厨房"标准化数据库，并推出与之相关的 App。

（三）健康餐厅

国内健康餐厅文献大多是作为整个健康生活方式行动中的一部分进行的，这类文献比较多，而单独的健康餐厅具体创建过程在微信公众号、网站发布比较多，多以新闻报道的形式出现。"健康餐厅"建设涵盖合理膳食、戒烟限酒等，是普及全民健康生活方式的重要内容。而国外的健康餐厅，大多以单独的或者作为整个政府项目的一部分开展。

1. 国外案例

（1）"Waupaca Eating Smart"（WES）[39] 计划。

WES 由美国威斯康星州沃帕卡县营养和活动联盟（NuAct）赞助。NuAct 成立于 2003 年 5 月，当时儿童健康、营养和缺乏活动在沃帕卡县成为主要的健康问题。联盟认为，处理这一复杂问题的最佳方法是创造促进健康饮食和积极运动生活方式的环境。社区协作对于实现积极和可持续的变革至关重要。

一个社区与学术联盟机构合作开发并实施了 WES 计划，这个联盟是由公共卫生局、医疗系统，还有大学扩招专业人士组成的，该计划是在中西部农村社区的餐馆和超市中开展的健康饮食计划。餐馆和食品商店是进行健康饮食干预的合适场所。餐厅和超市经营者同意实施的战略有以下几点：

① 餐厅策略。

a. 将 WES 标志作为一个贴在餐厅入口的窗口，至少有以下其他标牌选项之一：

- 在柜台上签名，说明该餐厅是经过 WES 批准的。
- 带有 WES 标志的收银机磁铁。
- 为推广 WES 的服务人员提供别针。
- 菜单插页，向客户提供 WES 批准的菜单项列表。
- WES 批准的主菜的菜单标签应放在当前菜单中。
- 餐厅的黑板上标明 WES 批准的菜单项。

b. 参与沃帕卡县的 WES 推广和市场推广，使居民更了解该计划。

c. 至少有以下一项：

- 提供捆绑套餐，包括当前主菜搭配副食，使饭菜在 WES 批准的 700 卡路里（1 卡路里约等于 4.2 焦耳，下同）蔬菜或水果食用标准范围内。

- 考虑将额外的水果和蔬菜作为短期、季节性或特殊项目引入，帮助实现上面列出的 WES 目标。配菜应符合低于 300 卡路里的标准，包括 1 份水果或蔬菜。

- 同意考虑改变一些菜肴的烹调方式，以降低脂肪、卡路里或分量。

- 同意让等候人员推销 WES 批准的物品。

② 超市策略。

a. 将 WES 标志作为一个窗口贴在商店入口处，并且至少有一个以下内容：

- 在服务台和退房通道处设置标志。
- 收银机上的磁铁。
- 员工用别针。
- 在推广 WES 批准的食品/配方时，展示标牌。
- 宣传当地农产品的标牌。

b. 与供应商合作，支持向客户提供水果或蔬菜样品。

c. 参与沃帕卡县的 WES 推广和市场推广，使居民更了解该计划和绘图。

d. 同意推广符合 WES 营养标准的"捆绑"膳食理念：至少 700 卡路里，主菜含 2 份蔬菜或水果和配菜；热量小于 300 卡路里，包括一份水果或袋装午餐的蔬菜。

e. 至少有以下一项：

● 允许展示（或促销桌）突出适合 WES 的健康家庭餐/袋装午餐标准，包括以下任意一项：员工餐桌、烹饪演示/取样、讲义等。

● 考虑月度水果或蔬菜促销，包括独立展示食谱创意为当月的特定项目。

● 同意让熟食店做一道"经批准"的配菜（热量小于 300 卡路里，至少 1 份水果或蔬菜），并允许根据客户要求提供该产品的样品，以加强"家庭聚餐"促销。

● 考虑使用 WES 一般信息或未来商店 WES 促销信息的"袋子填充器"。

● 考虑赞助社区烹饪课程活动。

WES 共在七家餐厅和两家超市实施，进行可行性评估和直接观察 WES 的实施效果。在此干预之前，七家餐馆中仅有一家有 3 顿或 3 顿以上的晚餐达到 WES 营养标准。到项目结束时，38 顿餐食被贴上标签，并向餐馆的顾客推销，研究小组还为顾客提供了 4 种沙拉口味来测试超市顾客。干预启动 4 个月和 10 个月后，计划的大部分策略在参与的门店中都被观察到了，这表明这些方案的策略是可行的，是可以持续的。运营商表示总体满意度很高。

在农村社区中，也有相关文献报道，以餐厅和超市为基础的健康饮食干预相结合是可行的，并具有积极的价值。但是尚未见长期干预研究，对于这些干预措施的可持续性及其对客户食品选择的影响还需进一步研究论证。

（2）Kids Live Well 计划[48]。

在家外用餐（Food-Away-From-Home，FAFH）的饮食趋势表明，43%的儿童 FAFH 频率增加，2014 年 FAFH 的支出几乎接近家庭使用食物的总支出。从 1977 年到 2006 年，儿童从 FAFH 摄入的热量占摄入的总热量的比例从 23% 上升到 34%，摄入的热量从 447 卡路里增加到 702 卡路里。据多个研究结果表明，大多数餐馆的儿童菜单项的营养质量不符合营养标准，FAFH 会摄入更多的能量、脂肪、添加糖、含糖饮料、水果和蔬菜，摄入较少的牛奶、纤维，降低儿童的饮食质量。此外，每周超过 1 次 FAFH 会增加美国居民肥胖的患病风险。

为了应对公众健康问题，美国国家饭店协会（National Restaurant Association）启动了 Kids Live Well 计划，该计划鼓励 42 000 个主要的连锁饭店（参与餐厅品牌由 19 个发展到 150 个），提供至少一份完整的儿童餐（包括配菜和饮料）和一份符合营养标准的儿童菜单。该计划包括各国公司、区域连锁店、独立餐厅、主题公园、度假村、博物馆之间的快速服务和餐桌服务，旨在帮助父母在外就餐时能够简单、便捷地为孩子做出健康的选择。

这是一项自愿计划，餐馆承诺提供符合严格营养标准的餐点、配菜和饮料。美国国家饭店协会与公共卫生和消费者权益倡导者合作，由注册营养师制订计划。

① 餐馆需要做什么才能参加 Kids Live Well。

a. 为孩子创建至少 2 顿饭和 2 份配菜，以符合 Kids Live Well 标准。

b. 实施针对儿童菜单的"默认饮料"政策。

c. 与经过批准的第三方检验机构一起验证合格的 Kids Live Well 餐点和配菜的营养信息。

d. 显示或提供 Kids Live Well 认证菜单项目的营养状况；推广或识别这些菜单选项，以方便家庭选择。

② 参与餐厅的好处是什么。

a. 加入一个运营商社区，展示他们对健康儿童的承诺。

b. 在 2020 年年初启动的 Kids Live Well 网站上获得可见性。

c. 受益于协会、其他组织的有关 Kids Live Well 和品牌的宣传工作。

d. 可以在菜单上使用经过认证的 Kids Live Well 儿童菜单项选择的

图标。

（3）"聪明地吃"——安大略省的健康餐厅计划[49]。

安大略省的健康餐厅计划是省级标准健康促进计划，卫生单位均可以采用该健康促进计划。整个安大略省地区共有 434 家餐厅参与此健康项目，省级指导委员会建议餐馆必须达到营养、食品安全和非吸烟座位等最低要求标准，才能获得资质。营养师在公共卫生中起着关键作用，他们负责推广该计划、培训餐厅员工及为操作人员提供营养知识教育。营养师可以根据研究结果的建议制订类似的健康促进措施食品服务业计划。例如，门诊、私人诊所的营养师为病人提供在餐馆里就餐的建议，这样可以促进消费者就餐时做出更健康的选择。

在项目实施的第一年评估课程目标，并获得运营商改进健康促进计划的建议。几乎所有受访者（98%）参加该项目的主要目的是想将自己经营的餐厅建成干净健康的餐厅，同时打算持续参与该健康餐厅计划。计划的决策者可以利用调查结果来改进此健康促进计划。

2. 国内案例

（1）学区绿色主题餐厅[50]。

济南一家餐馆整合食堂和饭店的优缺点，在学校附近开一家学生自助营养快餐店，消费人群主要针对大学生、教师及周边居民。该快餐店主要提供早餐、午餐、晚餐，以及特色冷饮和休闲餐饮等。早餐以当地主食为主，也增添地方小吃及各类小甜品。品种多，口味全，营养丰富，旨在为就餐者提供更多的选择。午餐和晚餐以南北方不同口味菜式为主。非餐点提供各种冷饮，如果汁、薄冰、冰粥、水果拼盘等。餐厅采用自助快餐的方式，使顾客有更轻松的就餐环境与更多的选择空间。装饰自然、随意，同时富有现代气息，整体感观介于家庭厨房与酒店厨房之间。餐厅有自己的经营理念，如健康关怀、人文关怀的文化特色，以及食疗保健、健康绿色的餐品提供等都会采用会员制跟踪服务的方式，努力营造具有传统文化气息的绿色就餐环境。

（2）苏州市相城区厨艺大赛。

2019 年 11 月 25 日，苏州相城区在新东方烹饪学校举办第二届"和谐我生活，健康相城人"厨艺大赛，本次活动分健康食堂、健康餐厅、健康家庭三组共 72 位选手参赛。为了能更好地推进全民健康生活方式行动，参赛选手们需在半个小时内完成菜品的制作，在评委提问环节，选手们可对制作菜品的搭配、创意设计、用料选择、制作工艺、营养价值等方面进行现场讲解；评委们根据色、香、味、形、口感、营养成分、油盐用量对选手们所制作的菜品进行评分。

（四）健康超市

1. 国外案例

（1）美国纽约开展鼓励健康饮食的超级市场策略。

纽约健康食品和健康社区基金，英文简称 HFHCF，是一项创新资助计划，旨在促进整个纽约的健康食品市场发展。参与本计划的杂货商或超市可以获得商店的建设和扩张方面的赠款和贷款。

本计划提供了健康包服务，由高盛（goldman sachs）资助，旨在补充、加强 HFHCF 的作用，为健康超市策略提供了资源，通过店内营销、营养教育、品尝活动、超市参观、社区活动、营养课程和推广食物券等一系列行动来鼓励纽约市民健康饮食。

店内营养相关活动，如超市参观、烹饪演示、品尝食物、分发食谱和宣传材料，有助于商店展示健康对营养食品的需求。商店和社区合作伙伴可以使用以下一种或全部方法，有助于引导消费者健康购买。

① 店内营销。

店内营销包括提供即食新鲜预切水果和蔬菜、价值农产品区；为更健康的零食、午餐区创建促销货架空间；健康指导员在销售点提供健康产品的指导活动；使用货架空间、位置来提高健康商品关注度；最大限度地提高客户曝光率；使用促销策略，如优惠券、减免和买一送一的优惠来促销健康产品。

② 营养教育。

在各种产品区提供印刷营养教育材料；提供各种消费者易接受的宣传材料，例如，对特定的营养需求和健康状况提供有针对性的健康食谱，在购物预算内提示选择和储存新鲜农产品。

③ 品尝活动。

组织店内品尝活动，包括低成本、易于准备的小份健康食品及相关材料和促销活动。

④ 商店参观。

组织到商店的参观活动，突出健康商品的可用性，为参观者提供奖励（如购物袋、礼品卡）。

⑤ 社区活动。

提供免费的营养课程，帮助顾客学会购买更健康的食物（比如阅读食品标签、如何按预算购物、特定健康状况针对性购物等）；结合健康宣传日组织社区活动；通过当地媒体和社区领导的参与，增加对商店活动的宣传力度；参加健康博览会。

⑥ 推广食物券。

近170万纽约居民参与了联邦政府的补充营养援助计划，又称食品券计划。纽约州通过缩短申请程序、简化流程促进居民的积极参与，同时在网站或超市现场，通过张贴或分发材料，提供现场预筛选，方便更多符合条件的居民参与此计划。

（2）华盛顿"蔬菜水果处方项目"[51]。

华盛顿州卫生部与私营医疗保健系统、公共卫生机构、社区组织和连锁超市合作，于2016年在水果和蔬菜摄入量低、食品不安全的县启动了一个水果和蔬菜处方计划。这张处方是一张价值10美元的代金券，可以在169家参与超市中的任何一家超市兑换水果和蔬菜。在诊所和社区向符合条件的低收入受访者分发处方，受访者在销售点出示处方购买符合条件的物品，包括新鲜、罐装或冷冻水果和蔬菜，不添加脂肪、油、糖或盐，鼓励受访者每次交易购买至少10美元的符合条件的物品。

在研究期间，总共兑换了 154 810 美元的水果和蔬菜处方。大多数受访者表示，由于服用了水果和蔬菜处方，他们的水果和蔬菜摄入量增加了；88.2% 的受访者说，他们比以前吃了更多的水果和蔬菜，70.1% 的受访者说，他们尝试了一种新的水果或蔬菜。此外，家庭成员中水果和蔬菜的消费量增加了 110.76%。

（3）英国政府"结账食品政策"[40,52]。

为解决儿童的肥胖问题，英国政府推出了"结账食品政策"：截至 2030 年，英国所有大型超市都不得在收银台旁的货架上放置糖果、巧克力或薯片等高热量的零食。这些货架是超市顾客（包括陪家长购物的孩子们）在结账前"顺手拿一样"来满足口腹之欲的高发地。

"通过禁止在超市收银台放置糖果和薯片，超市可以对购物者购买的商品类型产生积极影响。"评估该政策效果的牛津大学 Katrine Ejlerskov 博士说，"这将是一个相对简单的干预，有可能鼓励更健康的饮食。许多购物者购买不健康食品是冲动购买，所以如果购物者没有在收银台拿起糖果或是巧克力棒，就可能最终不会购买这些食物。"很明显，禁止在收银台旁边放置不健康的食物，会减少人们购买的数量，这样的研究证据有助于政府建立干预措施以改善购物者的不健康行为。

为了遏制本国肥胖增长的步伐，英国的努力不仅仅是颁布了"结账食品政策"，2018 年实施的还有征收糖税。2018 年 4 月 6 日，英国加入法国、挪威等国家的行列，正式开始征收糖税。制造商可以自行决定由消费者承担糖税还是自己付税。针对饮料，若含糖量每 100 毫升超过 5 克，每升征税 18 便士；若每 100 毫升超过 8 克，每升征税 24 便士。

（4）南非针对健康食品的国家折扣计划[53,54]。

南非最大的健康保险公司于 2009 年启动了一项在全国范围内运作的大型补贴计划（Healthy Food 计划）。Healthy Food 计划在南非的 400 多家指定超市中提供高达 25% 的健康食品回扣。该计划分析使用信用卡参与超市购物的 170 000 个家庭，这些家庭中大约有 60% 有资格获得健康食品的回扣。

Healthy Food 计划是其健康促进计划 Vitality 的一部分。所有 Vitality 会员均可在线或通过电话激活免费获得健康食品福利。激活后，Vitality 会员将立即获得 10% 的健康食品折扣，在线完成健康风险评估问卷后，该折扣将增加到 25%。回扣的上限是每个家庭每月最多购买 4 000 兰特，并且参加有关健康促进的活动。2012 年，有 330 000 人参加了 Healthy Food 计划，可以在 432 个 Pick n Pay 超市（南非三大连锁超市之一）获得返利。

由营养师、医生和行为科学家组成的专家组根据国际准则，确定健康与不健康的食品和饮料，所有未明确分类为健康或不良食品的食物均被视为中性食品，既不鼓励也不劝阻。

折扣计划的结果表明，降低健康食品的购买成本很可能改变购买方式。参加健康食品折扣计划导致健康食品购买量增加，不良食品购买量减少。但是这不是实现人口饮食发生重大变化的最好方法。即使是健康食品的较大的价格变化（如 25% 折扣）也最多只能改变人口饮食结构与饮食指南之间一小部分差距。尽管 Healthy Food 计划及时解决了政策问题，但其能否推广到其他人群仍不确定。尽管如此，这项研究仍说明量化价格会对饮食行为产生影响。

2. 国内案例

（1）健康北京行动规划出台"超市将设低脂食品专柜"。

为进一步改善全市居民的主要健康指标，全面提升市民的健康素质，通过普及健康知识，动员市民参与健康行动，政府提供健康保障，延长全市居民健康寿命，将北京建设成为拥有一流"健康环境、健康人群、健康服务"的国际化大都市，2009 年北京提出了《健康北京人——全民健康促进十年行动规划（2009—2018 年)》。在合理膳食行动中，由北京市质监局牵头，市工商局、市卫生局协作推广食品营养成分标签，在有条件的商店（超市）开设低脂、低盐食品专柜，引导市民根据自身情况，选择消费低盐、低脂食品。

（2）打造健康超市，让健康理念渗入日常生活[55]。

梅江区地属广东省梅州市传统客家地区，喜盐重油的饮食习惯十分普遍。为了深入倡导全民健康生活方式行动，2018年8月10日梅江区卫生和计划生育局携手梅江区食品药品监督管理局联合开展"健康超市"项目，以"三减三健"健康方式、"合理膳食"营养模式两大概念贯穿全程，力争从百姓生活的点滴入手，推广普及健康理念，让群众逐步改善饮食结构，养成良好生活习惯。

（3）以超市为平台开展食物与健康科普宣教[56]。

东南大学依托苏果超市公司位于南京市区的销售网点，根据地理位置的分布，选择四家大型社区店作为研究平台，采用以下四种方式对居民进行食物与健康科普宣教工作：① 常见食品的主要营养价值、中国居民膳食指南等知识主要以宣传单形式，由超市收银台工作人员向居民免费发放；② 食品选购卫生、营养质量辨别知识主要以宣传海报、展板的形式，张贴或摆放在超市相应食品销售区进行宣传；③ 日常营养与食品安全常识主要以宣传小册子形式由东南大学派遣食物与健康科普宣传员在超市向居民免费发放；④ 在宣传期间，举行食物与健康专家咨询会，现场解答居民提出的问题，并免费发放食物与健康宣传单、宣传册。

位于主要居民点的大型超市社区店，消费群体相对固定，以此为平台可以针对同一消费群体进行长期的食物与健康宣教。同时，在购物现场对居民进行食物与健康教育，可以激发他们更高的兴趣，使其学以致用，便于其及时巩固所学知识。

宣教后，食物与健康正确行为形成率提高，在食品选购过程中判断放心食品的依据从食品的口碑、品牌、广告及感觉等向认证标志转变，更多的居民在购买预包装食品时会检查标签。

（五）健康促进医院

1. 国外案例

（1）健康促进医院国际网络。

健康促进医院国际网络经历了 30 多年的发展变迁，不断丰富和完善健康维护的核心价值观。1986 年，《渥太华健康促进宣言》提出必须调整医疗卫生服务的方向，卫生系统的角色应朝向健康促进转变。[57]健康促进医院的理念也在同一时期被提出，并有专家倡议着手实践健康促进医院的试点建设。WHO 欧洲分会于 1989 年在维也纳 Rudolfstiftung 医院开始全世界首个健康促进医院试点，初步证实了健康促进医院建设计划的可行性，并以此为基础，在两年后的《布达佩斯宣言》中明确了健康促进医院的实践内容和目标，引导了欧洲部分医疗服务机构的革新浪潮，着力发展了健康促进医院合作网络，意图将健康促进融入医疗服务机构的日常工作中。自 1993 年开始，以《布达佩斯宣言》中的健康促进医院理论框架为实践基础，来自欧洲 11 个国家的 20 家医院参与了WHO 的第一个健康促进医院国际网络试点项目。[58]在为期 5 年的网络试点计划实施过程中，摸索出许多被后来者尊为典范的实践经验，最终形成了维也纳健康促进医院倡议书中健康促进医院建设的 6 个基本原则：① 提倡人类尊严、平等、团结与专业伦理，接纳不同群体的需求、价值观和文化背景的差异；② 以品质提升、维护患者及其家属和医护人员福利、环境保护及成为教学科研型组织为导向；③ 以全方位、全生命周期的角度着眼于健康服务，而不只是治疗性的服务；④ 以提供患者及其家属最佳健康服务为切入点，注重治疗康复过程的缩短和患者防病抗病能力的提升；⑤ 以高效和符合成本效益比的方式合理使用医疗资源，确定相关资源配置是以对改善健康有无贡献为依据的；⑥ 与其他层级的健康照护体系及社区建立密切联络。与此同时，国际健康促进医院组织在欧洲成立，完善了相关制度法规，制定了例会政策，并开始受理欧洲医疗机构的会员申请。1998 年，维也纳健康促进医院倡议书发布,[59]进一步提出了健康促进医院发展的基本原则和实施路径。该倡议书也被认定为健康促进医院发展史上的纲领性文件,一经发布立即引发健康促进医院理论基础和实践模式的研究热潮。2005 年,第一个非欧洲健康促进医院网络组织加入国际健康促进医院网络组织,以此宣告健康促进医院的国际化路线正式拉开序幕。2006 年,哥本哈根 WHO 协作中心正式接管欧洲健康促进医院组织的所有行政事务工作,标志着新时代健康促进医院国际化进程正在不断加快。2008 年健康促进医院国际网络正式成为合法的国际性组织,拥有了自己的规范名称、标识和组织章程。健康促进医院国际网络受理来自全世界各个国家医疗卫生机构的健康促进医院认证申请,并不断扩大国际健康促进医院网络组织的规模。在此过程中,健康促进医院国际网络也在不断规范和完善健康促进医院的建设标准,并长期致力于推广以健康促进为核心的医疗体制改革。

(2)澳大利亚健康促进医院建设。

澳大利亚昆士兰州卫生部于 1992 年开始实施健康促进医院计划——绿色医院奖励方案,"绿色医院"的概念包括了改善废弃物的处理、资源的重复利用与再循环,职工的积极参与和培训,制定工作场所健康和安全政策等多方面内容。[60]"绿色医院"不再将医院功能局限于对病人的疾病诊断与治疗,而从整体性的观点,将员工、病患及社区居民所关心的健康问题整体融合。

(3)伊朗健康促进医院建设。

伊朗在实施健康促进医院试点工作的过程中发现,卫生系统(Iranian Health System,IHS)中,卫生专业人员主导的生物医学方法及其对健康促进计划的承诺不足、不适当的决策机制和组织基础设施不足是可持续维持健康促进医院计划的重要影响因素。[61]

2. 国内案例

我国的医院健康教育自 20 世纪 80 年代起步并迅速发展。从 20 世纪 90 年代开始,各地医院健康教育工作不断走向深入,开始积极探索医院内开展健康教育的有效模式，并积累了丰富的经验，为开展健康促进医院试点打下了基础。1992 年，医院健康教育被纳入国家卫生城市考核标准，通过政府行政干预来推动医院健康教育的发展。1997 年，中国健康教育协会医院健康教育学术委员会在海口成立，标志着我国医院健康教育与促进的全国协作网络已形成。[62]米光明较为系统地总结了医院开展健康教育和健康促进的实施要素及国内外医院健康促进的发展状况。[63]同期，我国各地医院也纷纷开展了医院健康教育与健康促进工作的实践与研究。[64]

在我国较早提出"医院健康促进"理念的是世界银行贷款"疾病预防项目"（卫生 VII 项目）健康促进子项目（1996—2002），该项目在我国 7 市 1 省实施，其中一个重要干预场所是城市医院，通过实行对 35 岁以上首诊病人测血压制度，控制社区高血压病的危险因素。2001 年，天津市卫生局（今天津市卫生健康委员会）在社区慢病综合干预的基础上，在各级医疗机构中开展创建健康促进医院试点活动，旨在强化医院的健康促进功能，逐步形成集医疗、预防、保健和康复为一体的多方位服务格局。此后，上海、北京、深圳等市相继在各级各类医院启动了创建健康促进医院试点工作。[30]2013 年 9 月 7 日，由国家卫生和计划生育委员会（今中华人民共和国国家卫生健康委员会）支持，中国健康教育中心主办的"中国健康促进医院（健康促进医院）战略研讨会"在北京召开，会议计划在 3 年时间内在全国每个省选择 2~4 个点（地级市、州），每一个点至少创建 6 家健康促进医院（包括各级医院），总共在全国开展 110 个项目点，创建 660 家健康促进医院。此次会议是我国开始创建健康促进医院以来召开的最高级别研讨会，有力地推动了我国医院健康促进工作。[7]2018 年 7 月 25 日，中华人民共和国国家卫生健康委员会（以下简称"国家卫健委"）在举行的建设健康促进医院情况发布会上公布，截至 2017 年，在中央补助地方健康素养促进行动项目的支持下，全国共有 3 014 所医院已经开展了健康促进医院试点建设工作；其中，一级医院 808 所，二级医院 1 008 所，三级医院 716 所，其他医院 482 所。目前，我国健康促进医院建设依然处于探索阶段。下一步，将重点开展以下五个方面的工作：一是继续推进健康促进医院建设工作；二是进一步健全相关建设规范和标准，探索完善建设路径；三是加强指导和培训，提高各地健康促进医院建设水平；四是遴选和总结各地典型经验和优秀实践，加大交流推广；五是加强国际交流与合作，及时汲取国际好的做法，同时分享我国好的经验。

（六）健身步道

1. 国外案例

19 世纪的城市公园运动和 20 世纪的开敞空间规划浪潮之后，美国建成了大量的公园和开敞空间。然而，这些绿地之间相互独立、分散，缺少系统性的连接和更为宏观的有机规划。因此，美国在 21 世纪所要完成的任务就是将这些分散的绿色空间进行连通，形成综合性的绿色通道网络，简称"绿道网络"。由于认识到了绿道网络在环境保护、经济利益、美学上的巨大价值，美国各州从 20 世纪中叶开始，就分别对本州的各类绿地空间进行了连通尝试。20 世纪 70 年代开始有了绿道概念，但其正式提出，还是在 1987 年的美国总统委员会的报告中对 21 世纪的美国做了一个展望："一个充满生机的绿道网络……，使居民能自由地进入他们住宅附近的开敞空间，从而在景观上将整个美国的乡村和城市空间连接起来……就像一个巨大的循环系统，一直延伸至城市和乡村。"此后，绿道概念开始被广为接受。绿道的规划和实施也开始大量出现。美国现在每年正在规划和建造的绿道有几百条，甚至是几千条。美国的景观规划设计师们认为，把成千上万的公园及开敞空间加以连通的时刻已经来到，这就是从多层次上对美国的绿道进行连通性规划建设，最终形成全美综合绿道网络。

美国的这类绿道根据形成条件与功能的不同分为五种类型：一是城市河流型，通常是作为城市衰败滨水区复兴开发项目中的一部分而建立起来的。二是游憩型，通常建立在各类有一定长度的特色游步道上，主要以自然走廊为主，但也包括河渠，废弃铁路沿线及景观通道等人工走廊。三是自然生态型，通常都是沿着河流、小溪及山脊线建立的廊道。四是风景名胜型，一般沿着道路、水路等路径而建，往往对应大风景名胜区，起着相互联系的纽带作用，使步行者能沿着通道自由地进入风景名胜地，或是为乘车者提供一个便于下车进入风景名胜区的场所。五是综合型，通常是建立在诸如河谷、山脊类的自然地形中，很多时候是上述各类绿道和开敞空间的随机组合，创造了一种有选择性的都市和地区绿色框架。[65]这或许就是全球健身步道的初始形式。

2. 国内案例

① 步道概况。

苏州环古城河健身步道全长 15.5 km，宽 1.5～2.5 m，是沿苏州古城河（环古城）内侧修建的一个环形步道。步道中禁止机动车及自行车通行。步道于 2015 年 12 月 26 日建成，正式向居民开放，随后的几年时间里建设与维护工作持续进行，不断完善各类设施。[66]

步道沿线设置健身小广场 10 个，健身路径 14 处，步道驿站 2 处。步道驿站是体质测定与运动健身指导站，分别在人民桥附近和望齐门附近。驿站里面配备符合国家体质监测标准的成套仪器和专业资质的工作人员，为市民提供身高体重、肺活量、握力等 10 项国民体质测定的服务，并可开展高血压风险度测试、骨密度测试、糖尿病风险评估等 5 项健康风险评估项目。苏州市民和外来流动人员只需凭市民卡或身份证就能免费进行体质测试，工作人员根据结果进行运动健身的科学指导。

步道沿线设立体育文化健康标识宣传牌 280 块，各类警示指示牌 92 块。指示牌上面不仅有整个步道的线路，还标明了前后目的地，以及目的地与所在位置之间的距离。环古城河步道建设过程也是苏州文化的挖掘和展示的过程，28 位书法家欣然提笔，对 12 处廊亭的题名和楹联进行创作。盘门光裕里广场正在设置大运河世界文化遗产的地标，新市桥、姑胥桥等 7 处的桥涵完成了美化设计，沿途建起 9 个文明宣传栏和体育宣传碑，安装了 34 块童谣立牌，市民和游客除了可以直接阅读上面的文字之外，通过扫描童谣立牌上的二维码就可以在手机上听取童谣播放。

步道新增垃圾桶 170 个，新建庭廊避雨设施 8 处，新建高标准卫生间 6 座，升级改造 11 座（健身步道全程共有 22 座）。

步道沿线安装了 19 处隔离设施、17 个红十字会急救箱、9 处自动售货机、9 处直饮水机，配置 8 处茶室，有座椅 190 个。步道沿线计划设置 26 个自行车停放点，目前有 8 个，后期还将新增 18 个，现有 8 个外围停车场供停车使用。

苏州市环古城河健身步道免费 Wi-Fi 于 2018 年 1 月 5 日启用，市民在环古城河健身步道休闲健身同时，可通过链接苏州市公共体育 Wi-Fi 信号"SZSports"免费上网。

② 步道特色。

整个步道串起了始建于春秋时代吴国阖闾大城的八座城门和绵延的城墙，也将 2014 年列入世界文化遗产的中国大运河苏州七个点段串联成一条文化长廊，见证了苏州近现代文明的兴起和发展。由于该步道依水（城河）沿城（古城墙城门）而建，最大的特色就是融入了苏州文化，使人们的强体健身活动置身于小桥流水、粉墙黛瓦、人文史记、园林风貌等苏州印象之中，人们可以在诗情画意中实现自己的锻炼目的。

为了充分体现苏州古桥和古城墙大运河的区域文化特色，建设者在原有特色的基础上进一步进行细化工程建设，形成了 11 段不同的特色。

③ 步道建设与管理。

由苏州市规划局和体育局共同负责制定的苏州市健身步道系统相关规划出台后，考虑到可行性、工程预算及保证施工质量，环古城河健身步道分为 2013 年、2014 年、2015 年和远期四个阶段实施。

2015 年 12 月，苏州市政府办公室印发的《苏州环古城河健身步道市容秩序管理实施意见（暂行）》和《环古城河健身步道市容秩序管理工作考核实施办法（试行）》，要求按照"严格保护、统筹协调、条块结合、权属管理"的原则，对环古城河健身步道采取分段管理和专业管理相结合的方式进行管理。整个步道管理工作由 11 个部门各司其职，这 11 个部门分别是：市公安局负责步道监控设施和治安的管理；市容市政局负责步道经过的市管市政桥梁、步道照明设施的管理；市水务局负责沿河泵闸的管理；市体育局负责步道标志标识及体育设施的管理；市园林和绿化局负责东园、桂花公园、姑苏区少年宫段的百花洲公园及原管理的环古城河景观带公共绿地的管理；市广播电视总台负责演艺中心二期路段的管理；苏州文旅集团负责齐门城墙、相门城墙、盘门城墙及盘门景区、盘门段绿地、平门城墙及桥涵内装饰的管理；苏州城市建设投资发展有限责任公司负责姑胥桥以北段城墙、阊门段景观绿地及步道、北码头段城墙和街区及步道的管理；苏州园林集团负责娄门城墙的管理；苏州交通投资有限公司负责轮船码头的管理；姑苏区政府负责阊门城墙、胥门城墙及广场、百花洲公园内经营性建筑、东园北门至娄门桥的管理。对各路段管理工作的监管实行考核制度，以每月不定期暗查为主，并采取随机抽查、视频监控抽查、问题办理情况跟踪、查阅台账等方式实施。另外，苏州东方水城旅游发展有限公司专门成立了环古城河健身步道日常巡查小组，将全线分为 6 个段域进行巡查，每周巡查一次，重点是对环境卫生、硬件设施、安全隐患等方面进行细致检查。

④ 步道实际使用。

随着全民健身万里行（苏州站）暨苏州市环古城河健身步道贯通仪式的举办，标志着苏州市环古城河健身步道正式全线贯通，交付使用。3 年多来，苏州市政府和有关部门在苏州环古城河健身步道举办了多次大型活动，如 2016 年 1 月 1 日"书香户外杯"环古城安康公益徒步活动、苏州市体育局主办的 2016 年环古城河健身步道"健步达人"活动、2017 年 4 月 22 日环古城河步道走游活动（拉开第二十届"东方水城"中国苏州国际旅游节系列活动的序幕）、2017 年 6 月 18 日"环古城公益行"活动、苏州新城投资发展有限公司举行的"同心同行——新城竞行时"环古城河健身步道环保行活动等。这些活动的圆满完成，也为其他单位或企业在健身步道举行活动提供了参考，包括苏州市疾病预防控制中心也举办了 2 次环古城河健步走活动。[67]

在这种良好氛围的影响下，越来越多的苏州市民和外来人员也自觉地加入了环古城健身步道活动。为此，苏州大学体育学院的研究人员对居民参加步道活动进行了调查研究，主要结论如下：

到环古城河健身步道健身的人群在男女性别方面没有太大的差异，健身者主要集中在 31~40 岁和 51~60 岁，在健身者中，以居住地距离健身步道 3 公里以内的苏州市市民为主，占 71%。

在健身步道锻炼的人群有 64.5% 的人认为自己的身体健康状况良好；有 71% 的人认为自己的身体状况在健身步道健身锻炼之后得到了改善，并且这部分健身者周围的人群中，有一半会到健身步道健身。

健身步道健身者的动机各不相同，但都是为了身体和心理的健康发展；参加健身的原因也各不相同，45.2% 的人是因为生活习惯来参加健身，32.3% 的人是因为朋友有约；到健身步道健身走固定一段和随意一段的人占 96.7%，仅有 3.3% 的人到健身步道能够走完全程。

健身者的形式以慢走为多，然后是走走停停，这与健身步道的建设初衷正相吻合，与慢步走带来的效益相吻合。

健身者锻炼的时间段以晚上（19 点以后）、周六、周日、节假日为主，与人们的生活、工作时间错开；健身者主要以每周 2~3 次，每次 30~60 分钟为主，这种健身方法能够得到很好的锻炼效果。

到健身步道的方式以和家人朋友、独自一人为主，极少数人是因为单位组织，还有个别人是用其他方式进行。有 42% 的人到达健身步道是采用步行；用自行车和公交车的人占 38.6%；在 30 分钟以内到达健身步道的人占 83.9%。

到健身步道周围公共健身场所活动的人占 90.3%，仅有 9.7% 的人没有到健身路径周围的公共健身场所活动；有注意到健身路径周围的指示牌、警示牌和使用说明的人占了 77.6%，仍有 22.4% 的人没有注意过健身路径周围的指示牌、警示牌和使用说明。

健身者满意度较高的是健身步道出入口容易被找到、健身步道与其他道路区分明显，安全合理、健身步道引导性标语清晰等这些客观存在的和健身步道本身的设施情况，对于一些较为影响主观判断的因素满意度较低，如环境卫生、自主贩卖机等设施。

由此，环古城河健身步道深受市民喜爱，使用率较高。

⑤ 经验与不足。

在环古城河健身步道的建设过程中，得到苏州市委、市政府领导和各相关部门的大力支持，环古城河健身步道建成后得到了苏州市民高度一致的好评，成为苏州市民参与健身活动的一个重要场所，市民参与度高，成为展示苏州文化旅游重要的窗口。由此，环古城河健身步道被评为 2015 年苏州市十大民心工程之首。环古城河健身步道既是全民健身计划成功的典型案例，也是全民健康生活方式健康支持性环境建设成功的示范性案例。其主要经验包括：

第一，政府为民着想办事有决心。环古城河健身步道对于全民健身场所建设来说是一个大项目，涉及建设和管理的参与部门较多，建设范围广，工程较为复杂。政府协调各有关单位，在充分做好规划的基础上，下定决心办好这一项目。

第二，因地制宜的项目建设使市民感觉贴心。由于这一项目结合了苏州文化、江南风景、苏式园林等地方特色，集健身、教育、游乐、休闲和体格检测于一体，并且提供了交通、通信、生活等各种方便，使市民感觉到了项目的贴心，促进了市民参与度的提高，保障了健身步道的使用价值。

第三，项目维护和管理具有恒心。环古城河健身步道自开放以来，设施不断完善，教育和活动内容不断丰富，路面和环境保持良好状态，这些都得益于项目上有一个良好的管理制度，即实行多部门参与，专业与分段包干相结合管理责任制的落实，实现了各方齐抓共管的良好局面。

苏州市环古城河健身步道属于新生事物，自 2015 年建成使用至今，虽然收到了来自健身步道使用者的一致好评，但是，随着人们生活质量的提高，人们的健身要求也在不断地提高，逐渐暴露出了一些制约健身步道可持续发展的因素：

一是目前到健身步道参与的人群以户籍人口为主，应加强对环古城河健身步道的宣传推广，让健身步道"走出去"，成为一项让全国人民都知道的苏州特色。

二是健身步道的直饮水设计方便了健身者的取水问题，但在冬季或者较寒冷的天气，则没有人去饮水，中老年人由于身体体质较弱，应该多饮用热水，取水问题应该得到更多的关注与解决。

三是环境卫生问题，是健身者普遍反映的一个重要问题，环境问题时好时坏，仅靠有关人员定期或不定期地清理，达不到每日都保证干净整洁的状态，需要到健身步道参与健身的人群一起努力，每个人都能够将垃圾丢入垃圾桶，卫生问题就不再是问题，加强思想教育是从本质解决问题的手段。

⑥ 苏州健身步道的发展。

苏州市环古城河健身步道是苏州健身步道规划中的一个经典项目。[68] 在取得这一项目经验的基础上，苏州市按照规划进一步拓展健身步道建设，建成或即将建成环金鸡湖步道、胥江慢行步道、娄江景观步道、独墅湖健身步道、阳澄湖半岛滨水步道、虎丘湿地公园步道、环石湖健身步道、太湖健身步道、尹山湖健身步道和穹隆山健身步道等不同特色的健身步道。

（七）健康主题公园

1. 国外案例

（1）日本"阿苏健康农园"。

阿苏农场乐园于 1995 年正式向公众开放，是全球最大规模的大自然健康主题公园。阿苏农场乐园经日本厚生劳动省、熊本县政府等各级行政部门批准开发运营，并接受由健康专家组成的学术委员会——日本健康增进学术机构的监督，同时也是日本经济产业省农工联合支援事业计划的项目之一。项目糅合"人"、"自然"和"元气"三种元素，以健康、运动、体验、疗愈、美食、住宿、购物七大功能板块为基础，规划整个主题公园的系统设施。乐园年接待游客数量达 500 万人次，是连续十年排名前五的日本旅游景区，它的出现成功带动熊本县跃升为海内外游客前往九州的首选目的地。乐园规划了七大功能板块，当中包括了与农业相关的体验项目——阿苏健康农园。游客可在这里采摘自然成熟的新鲜蔬果，了解农作物的种植方法、生长过程和对人体健康的重要性。因此，这种场所既是高品质果蔬的生产基地，也是寓教于乐的农业设施和体验场所，紧密贴合"大自然健康主题公园"的定位。

（2）德国体育"黄金计划"[69,70]。

德国自 20 世纪 50 年代末启动了"体育黄金计划"。德国利用包括儿童游乐场、运动场、体育馆、露天游泳池等 6 万多家体育设施来推广国民运动。德国旅游局最近两年的重点也是运动旅游，即通过旅游带动全民运动起来。著名的案例就是德国海德堡。海德堡的每一个社区都有配套的公园，此外在大学、医院、城堡等部门还有大量的公园用地。占公园面积很大一部分的是室外体育基础设施，如小型篮球场、沙坑、体操杆、秋千等。社区公园的体育基础设施是完全开放的，这种小型的体育场地非常受社区青少年的欢迎。特别是，为了方便市民运动，德国法律允许人们在公共草坪上行走和运动。海德堡城市公园的设计同时也非常关注儿童和残障人群的体育锻炼需求，在公园体育设施中几乎多半都是为儿童运动所设计的，残疾人所使用的轮椅可以在不需要他人帮助的情况下轻易进入公园运动场所。此外，海德堡每年还会定期举办城市体育运动，主要有城市马拉松、海德堡铁人三项、海德堡龙舟节和滑轮比赛等。这些城市的运动项目有着非常广泛的市民参与。以城市马拉松为例，每年参加半程赛的人数都在 3 000 人以上，参与全程马拉松的人数多达 1 500 人，参与的观众更是达到数万人。

德国体育"黄金计划"的成功经验表明，现代体育从竞技体育向大众化体育发展是城市体育发展的必经之路。城市化和体育大众化相互促进、协同发展。海德堡作为德国著名的绿色城市，在城市绿色空间的综合利用方面有着宝贵的实践经验，海德堡市利用自身丰富的绿地资源（如森林、田园、河流等），通过合理规划和开发，将城市绿色空间转变为受市民普遍欢迎的运动空间。这个过程不仅仅体现在城市当局对于体育设施的建设上，更在于法律制定和推动市民参与等方面。

（3）各国体育公园案例[71,72]。

慕尼黑奥林匹克公园，位于市中心 4 km 以外的垃圾山上。场地最早是练兵的地方，第二次世界大战后战争把这片地夷为平地，人们渐渐地在这里堆放垃圾、瓦砾，最后这里就成了一座垃圾山。为了改善城市的生态环境，慕尼黑政府致力于场地的更新与重建。公园的规划设计沿用了英国自然式风景园林的设计理念，同时还融入了现代的景观设计理念和规划设计手法，借着夏季运动会的热潮，慕尼黑奥林匹克公园使慕尼黑从一个小乡村成了国际化的大都市。

首尔奥林匹克公园与首尔市政府相距 12.5 km，位于首尔江东区中部、汉江与南汉山城中间，与主赛场相距 3 km，与运动村相距 16 km，占地面积 1.692 km²，场地内还有 2.1 km 的城市河流经过。场地的中心是一个像车轴一样的广场，可承担民俗表演和艺术演出。围绕 88 场地的是西边的人工湖和东边呈半圆形包围的 5 个场馆。公园的东北角是体育大学。公园的南部设计有体育馆和室外锻炼场地，这些是比赛时运动员的训练场。公园的西部是国立赛场的主要通道，建有入口广场、纪念广场、餐厅、体育博物馆、购物中心等。公园的北部有停车场、足球场等运动广场。

2. 国内案例[73]

国内健康主题公园建设数量较多，但文献资料和相关报道极少。

（1）北京方庄体育公园。

北京方庄体育公园建设于 2004 年，方庄社区的中心就是面积为 0.078 km² 的方庄体育公园，体育公园的绿化面积为 0.037 km²。体育公园为了更好地为周边居民服务，设计有综合购物、休闲、时尚、运动各种场地。方庄体育公园根据周围的居民数量和体育爱好设计有一个中心下沉广场、一个儿童游乐园、一个室外足球场、五个室外网球场、两个室外篮球场、三个室内网球场、一个门球场。

（2）上海闵行体育公园。

上海闵行体育公园是上海第一座体育公园，也是上海西南地区最大的综合公园。该公园始建于 2001 年，2004 年建成开园。上海闵行体育公园的设计与德国慕尼黑奥林匹克公园有异曲同工之妙：它们的场地原本都是垃圾堆砌的地方，为了改善场地的环境条件，公园投资 5.7 亿元对场地进行改造，改造成功后的公园以体育为特色，形成生态景观良好的市民休闲活动中心。

五、归纳与小结

第一，健康加油站（健康小屋）和健康主题公园是中国特色的产物，在国外并没有与我国相同概念的环境建设。国外与我国健康加油站（健康小屋）有类似的环境也只是一些自助体检仪器，并且与线上或线下医疗服务是配套的，而中国的健康小屋是为群众提供方便、可及的自助式健康检测服务。"健康小屋"大面积铺开建设之后，硬件设施可能是跟上了，但服务和应用方面还存在不足。如何更好地利用"健康小屋"的概念和投入，可能需要更多的评估和思考。国外在促进健康方面的主题公园主要以体育和绿化公园的形式服务于居民，与国内所倡导的健康主题公园在建设内容上有较大的差别。由于国情和社会发展水平的不同，国外城市体育发展的模式或许不能完全适用于中国，但对于城市规划来说，国外的经验有着巨大的借鉴价值。在当前我国城市规划的实践过程中，实践者对于城市开放的运动空间，尤其是如何综合规划和利用绿色空间还存在着不足。我国还需要有更多的有关健康主题公园建设和评价的文献资料和相关的报道。

第二，健康食堂、健康餐厅和健康超市以健康的膳食、健康的环境、健康的服务、健康的膳食指导及健康的安全保障为核心，改变人们的营养和膳食观念，提高人们对健康膳食的选择及对日常膳食的搭配能力。我国健康食堂、健康餐厅和健康超市的建设理念主要来源于国外相似的项目活动，但我国的建设内容更加丰富。我国的健康食堂建设不仅仅在学校机构实施，还在机关和企事业单位开展。我国的健康餐厅和健康超市建设除了对建设单位在健康饮食和健康食品选择方面给予指导，以及对健康食品提供有所要求以外，还在管理制度方面提出了工作考核标准。然而，我国的健康食堂、健康餐厅和健康超市在政策支持力度上还有待强化，以保障这类建设的持续发展。

第三，整体上，我国的医院健康促进工作尚落后于国外的发展，且与国外健康医院的交流与衔接较少。健康促进医院不仅要提供高质量的医疗服务，而且要建立以健康促进为目标的医院文化认同感，建立起全院全体人员和病人都能积极参与的促进健康的组织结构和组织文化，医院本身还要发展成为促进健康的物质环境并能与所在的社区积极合作。我国目前对健康促进医院的内涵认识尚不到位，医院少有主动作为，多为行政推动，被动开展。因此，加强对健康促进医院理念的宣传，建立中国健康促进医院联盟组织，推动我国医院发展理念的转变，这也是我国医改工作的目标之一。

第四，我国的健康步道建设事业发展很快，全国各地都在开展这方面的建设，在促进人民健康方面发挥了积极和有效的作用。然而，面对健康促进需求，我国还需要学习国外相类似建设的先进理念和实施经验，城市步行环境支持性设计还应着眼于：将城市交通网络体系进行有效衔接，保证交通环境安全性及可达性；充分挖掘地域文化特色，赋予城市步行公共空间个性及归属感；注重步行基础设施及步行环境的细部设计，丰富行人步行体验。只有通过不断提升健康支持性的步行环境质量，才能实现人们追求美好健康生活的目的。

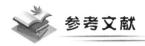

参考文献

［1］中国疾病预防控制中心．全民健康生活方式行动健康支持性环境建设指导方案（2019 年修订）（Z），2019.9.24.

［2］陈骏籍，李园，张晓畅，等．我国"健康小屋"发展现状分析［J］．中国预防医学杂志，2016，17（5）：397-399.

［3］田容．健康食堂创建可持续工作机制的探讨［J］．智富时代，2018（7）：94.

［4］邢燕．健康餐厅创建可持续工作机制浅谈［J］．现代食品，2020（8）：32-33.

［5］崔世海．营销利器："健康超市"［J］．当代医学，2004（8）：26.

［6］WHO．Implementing health promotion in hospitals：Manual and self-assessment forms［R］．Geneva：World Health Organization，2006：89.

［7］熊明洁，刘翔，贾晓瑜，等．健康促进医院：回顾、评述与展望［J］．现代预防医学，2017（18）：93-97.

［8］范勇，苗波涛，赵兰勇．中国国家步道建设及发展状况概述［J］．山东林业科技，2014（5）：111-114.

［9］国家发展改革委等．关于规范主题公园建设发展的指导意见［EB/OL］．（2018-03-09）［2018-12-31］．http：//www. gov. cn/zhengce/zhengceku/2018-12/31/content_ 5433989. htm.

［10］张胜明，吴会东，王盛飞，等．三甲医院基于健康小屋的社区慢性病健康管理创新模式探索［J］．中国社区医师，2018，34（14）：8-10.

［11］于淑月，李伟，王颖．健康小屋在回龙观社区 2 型糖尿病患者护理管理中的应用效果分析［J］．糖尿病新世界，2016（13）：163-164.

［12］徐晓明，王红，余香，等．基于健康小屋的综合健康管理在

社区高血压防控中的应用［J］. 中国医学创新，2017，14（1）：5-8.

［13］刘冬梅，赵晓华，袁志喜，等. 医院—社区一体化的社区糖尿病健康小屋模式探讨［J］. 护理研究，2012，26（11）：3064-3065.

［14］李彦辉，刘涛，任永锋. 基于健康小屋的区域健康信息管理平台设计与实现［J］. 中国数字医学，2016，11（4）：93-95.

［15］汪姗. 以健康小屋为依托建立医院：社区慢性疾病防治协作之医疗、药学、护理服务模式探讨［J］. 母婴世界，2019（16）：298.

［16］徐益荣，于朝阳，孙海燕，等. 基于"健康小屋"的跨理论模型在老年人健康体检行为干预中的应用［J］. 护理研究，2019，33（18）：3231-3233.

［17］杨玉娟. 慢性疾病健康小屋在高血压病合并糖尿病患者护理管理中的应用［J］. 护理实践与研究，2019，16（9）：36-38.

［18］张素花. 糖尿病健康小屋在糖尿病社区护理管理中的效果［J］. 养生保健指南，2019（33）：230.

［19］彭友玲. 糖尿病健康小屋应用于糖尿病社区护理管理的价值观察［J］. 中国社区医师，2018，34（33）：163，165.

［20］谢栋梁，李文源，谭剑，等. 基于微信小程序的健康小屋信息系统设计与实现［J］. 数字通信世界，2019（3）：74，117.

［21］杜晓甫，方乐，钟节鸣. 浙江省"健康小屋"现状调查研究与分析［J］. 中国慢性病预防与控制，2017，25（7）：494-498.

［22］孙鸿宇，许苹，王传力，等. 社区健康小屋对部队卫生服务建设启示［J］. 解放军医院管理杂志，2016，23（12）：1178-1180.

［23］汤浩. 社区健康小屋帮您守护健康［J］. 糖尿病之友，2008（5）：93.

［24］宋道平，陆晴，陈利云. 基于 SERVQUAL 标尺的健康小屋服务质量评价现况［J］. 上海医药，2016，37（22）：17-21.

［25］张晓畅，李园，王静雷，等. 全民健康生活方式行动全国健康小屋分布和使用现状调查［J］. 中国慢性病预防与控制，2017，25

（5）：321-324.

［26］丁彩翠，石文惠，戴月，等．我国单位食堂营养管理现状和需求［J］.营养学报，2019，41（6）：530-533.

［27］谈立峰，孙樨陵，韦明，等．健康食堂创建可持续工作机制的探讨［J］.江苏卫生事业管理，2015，26（5）：139-141.

［28］郭静超．美国：超市配备营养师　专门为顾客挑选正确的食品［J］.中国食品，2018（23）：49.

［29］王少康，孙桂菊，张欣，等．以超市为平台开展食物与健康科普宣教对居民健康行为的影响［C］//中国营养学会第十次全国营养学术会议公共营养分会论文集，2008：171-177.

［30］米光明，苏丽惠，季文琦．健康促进医院：21世纪医院建设的发展方向［J］.中国健康教育，2006，22（2）：138-141.

［31］Hinrichs，T.，Eronen，J.，Rantanen，T.，et al. Perception of parks and trails as mobility facilitators and transportation walking in older adults：A study using digital geographical maps［J］.*Aging Clinical and Experimental Research*，2019，31（5）：673-683.

［32］王冉，白龙．基于运动系统生理功能的旅游健康步道设计与实践［J］.科技创新与应用，2019（3）：102-104.

［33］饶银龙．凤凰湖健康公园主题表达途经研究［J］.住宅与房地产，2018（30）：237.

［34］刘竹青．基于民众健身需求的体育主题公园设计［D］.西安建筑科技大学，2017.

［35］蒋天武．健康主题公园在社区慢病管理中的作用探讨［C］//中华预防医学会．第二届中国慢性病预防控制管理论坛论文集，2011：55-58.

［36］杨晶．我国主题公园中存在的问题和解决途径［J］.今日科苑，2007（16）：246.

［37］章琴．慢性疾病健康小屋在高血压病合并糖尿病患者护理管

理中的应用研究［J］. 健康必读，2020（26）：165.

［38］Evenhuis, I. J. , Jacobs, S. M. , Veldhuis, L. , et al. The effect of supportive implementation of healthier canteen guidelines on changes in dutch school canteens and student purchase behaviour［J］. *Nutrients*, 2020, 12（8）：2419.

［39］Escaron, A. L. , Martinez-Donate, A. P. , Riggall, A. J. , et al. Developing and implementing "Waupaca Eating Smart"：A restaurant and supermarket intervention to promote healthy eating through changes in the food environment［J］. *Health Promotion Practice*, 2016, 17（2）：265 – 277.

［40］Ejlerskov, K. T. , Sharp, S. J. , Stead, M. , et al. Supermarket policies on less-healthy food at checkouts：Natural experimental evaluation using interrupted time series analyses of purchases［J］. *PLOS Medicine*, 2018, 15（12）：e1002712.

［41］吴丽钧，顾华芳. 健康促进医院创建的实践与思考［J］. 健康教育与健康促进，2019，14（6）：568-571.

［42］朱晓磊，张晓畅，武鸣，等. 健康步道建设及使用效果调查［J］. 中华疾病控制杂志，2018，22（1）：70-74.

［43］青木. 德国中小学推广公共厨房［EB/OL］. http：//health. people. com. cn/n1/2019/0612/c14739-31132494. html.

［44］Milder, I. E. , Mikolajczak, J. , Bemelmans, W. J. , et al. Food supply and actions to improve dietary behaviour of students：A comparison between secondary schools participating or not participating in the 'Healthy School Canteen Program'［J］. *Public Health Nutrition*, 2015, 18（2）：198-207.

［45］Mensink, F. , Schwinghammer, S. A. , Smeets, A. The healthy school canteen programme：A promising intervention to make the school food environment healthier［J］. *Journal of Environment ond Public Health*, 2012（2012）：1-8.

［46］北京：发布新版中小学健康食堂标准［J］. 中国食品，2019（13）：72.

［47］刘欢. 北京：部分单位食堂试点营养厨房［J］. 中国食品，2015（7）：38.

［48］National Restaurant Association. Kids Live Well［EB/OL］. https：//www. restaurant. org/kidslivewell/.

［49］Macaskill，L. A. ，Uetrecht，C. L. ，Dwyer，J. J. M. ，et al. Eat smart！Ontario's healthy restaurant program：A survey of participating restaurant operators［J］. *Canadian Journal of Dietetic Practice and Research*，2003，64（4）：202-207.

［50］吴振. 学区绿色主题餐厅 让莘莘学子在惬意中吃出健康［J］. 农业知识：乡村季风，2012（1）：19-20.

［51］Marcinkevage，J. ，Auvinen，A. ，Nambuthiri，S. Washington State's fruit and vegetable prescription program：Improving affordability of healthy foods for low-income patients［J］. *Preventing Chronic Disease*，2019，16（7）：E91.

［52］Ejlerskov，K. T. ，Martine，S. ，Adamson，A. ，et al. The nature of UK supermarkets'policies on checkout food and associations with healthfulness and type of food displayed：Cross-sectional study［J］. *International Journal of Behavioral Nutrition and Physioal Activity*，2018（15）：52-62.

［53］An，R. ，Sturm，R. A cash-back rebate program for healthy food purchases in South Africa：Selection and program effects in self-reported diet patterns［J］. *American Journal of Health Behavior*，2017，41（2）：152-162.

［54］An，R. ，Patel，D. ，Segal，D. ，et al. Eating better for less：A national discount program for healthy food purchases in South Africa［J］. *American Journal of Health Behavior*，2013，37（1）：56-61.

［55］南方网. 打造健康超市，让健康理念渗入日常生活［EB/OL］. （2018－08－10）.［2020－02－21］.http：//news. southcn. com/zhuanti/jksh/ content/2018-08/10/content_ 182891759. htm.

［56］王少康，孙桂菊，张欣，等. 以超市为平台开展食物与健康 科普宣教对居民健康行为的影响［A］，中国营养学会第十次全国营养 学术会议［C］，2008：99.

［57］WHO. The Ottawa charter for health promotion［R］. Geneva： World Health Organization，1992.

［58］Krajic，K.，Garcia-Barbero，M.，Lobnig，H.，et al. Pathways to a health promoting hospital［M］. Werbach-Gamburg：G. Conrad Health Promotion Publications，1998.

［59］WHO. Vienna recommendations on health promoting hospitals ［R］. Geneva：World Health Organization，1997.

［60］朱明若，罗先讯. 生态大众健康：公共卫生从理想到实践［M］. 北京：北京医科大学、中国协和医科大学联合出版社，1997：212-216.

［61］Mahmoodi，H.，Sarbakhsh，P.，Shaghaghi，A. Barriers to adopt the Health Promoting Hospitals（HPH）initiative in Iran：The Q method derived perspectives of front line practitioners［J］. *Patient Education and Counseling*，2018，102（4）：760-767.

［62］吕姿之. 健康教育与健康促进［M］. 2 版. 北京：北京医科 大学出版社，2002：170-184.

［63］米光明. 医院健康教育与健康促进［J］. 中国健康教育，2003，19（4）：249-251.

［64］潘岳松，郭秀花，田向阳，等. 健康促进医院的发展历程及 其展望［J］. 中华医院管理杂志，2005，21（11）：721-724.

［65］刘滨谊，余畅. 美国绿道网络规划的发展与启示［J］. 中国 园林，2001（6）：77-81.

［66］苏州市体育局. 15.5 公里环古城河健身步道通了［EB/OL］.

（2015-09-21）［2019-09-28］. http：//tiyuju. suzhou. gov. cn/szsports/qzty/201509/3f4d5426b6b041fb81f8cedc209bc73a. shtml.

［67］石芳菲. 苏州市环古城河健身步道现状的调查与分析［D］. 苏州：苏州大学，2018.

［68］李玲玲，刘梦萱，范兆祥. 城市健身步道的地域特色塑造方法研究：以苏州环古城河健身步道为例［J］. 华中建筑，2019，37（4）：68-70.

［69］刘波. 德国体育政策的演进及启示［J］. 上海体育学院学报，2014，38（1）：1-7，30.

［70］缪佳. 德国体育政策3大特征［J］. 上海体育学院学报，2014，38（1）：8-11.

［71］于畅. 慕尼黑奥林匹克公园历史发展及设计策略研究［D］. 广州：华南理工大学，2018.

［72］朱应昌. 汉城奥林匹克公园的规划与设计［J］. 中国园林，2002，3（13）：54-58.

［73］孙福林. 体育公园初步研究［D］. 北京：北京林业大学，2009.

第三部分

场所健康环境

一、概念

场所是特定的人或事所占有的环境的特定部分，指特定建筑物或公共空间活动处所。公共场所是供公众从事社会生活的各种场所的总称。

本书所涉及的场所健康环境是指全民健康生活方式健康支持性环境中以场所为实施特点的部分，包括健康家庭、健康单位、健康学校、健康社区。

（一）健康家庭

健康家庭的命题最早由西方学者提出，20 世纪 80 年代中期，健康家庭的概念才引入中国。倪洪兰对健康家庭做出如下界定：健康家庭是以具有法律效力的婚姻关系与亲子关系的存续为前提，拥有完整家庭结构与相对稳定、良性互动的家庭关系，在彼此认同的家庭发展目标引领下，家庭成员以积极、乐观、宽容的心态正确行使家庭角色，并能沉着应对不同家庭生命周期可能遇到的问题与挑战，使家庭在社会发展中的功能得以正常发挥。[1] H. B. 丹尼什博士指出，健康家庭有四种特征：一是健康家庭既不是"权威型"，也不是"放纵型"，而是"整合型"，整合型模式是以"成长"为导向，这包括身体上、智力上、感情上和精神上的全面成长，尤其要重视精神方面的成长；二是健康家庭具有团结一致与多样化的特征；三是创造性；四是责任感与合作精神。[2]胡琪对健康家庭的定义做出如下表述：健康家庭是以婚姻关系与亲子关系的存续为前提，家庭成员结成良性互动的关系，各自以积极、合作的心态行使家庭角色，共同形成和维护家庭内部健康的生活方式、行为准则、文化氛围和居住环境，利用家庭内部和外部的资源，支持家庭成员的身心发展，应对不同家庭生命周期可能遇到的问题与挑战，维护其健康状态。[3]

全民健康生活方式健康支持性环境项目中对健康家庭的定义是适用于积极倡导健康生活方式，主动学习健康知识和技能，践行健康行为的居民家庭。

（二）健康单位

工作场所是促进健康的重要环境，也是健康城市的重要组成部分。工作场所健康促进（Workplace Health Promotion，WHP）是由雇主、员工和社区共同努力以改善员工健康和幸福，是保持劳动力健康和增进工作生命质量的有效手段。其主要包括健康教育、健康预防和健康保护三个方面。

全民健康生活方式健康支持性环境项目中对健康单位的定义是：适用于传播健康理念，普及健康知识，促进员工养成健康生活方式的政府机关、企事业单位、实体社会组织等机构。

（三）健康学校

学校是进行健康教育效果最好、时机最佳的理想场所，为整个健康教育提供了一个创造健康未来的机会。健康促进学校是指在学校开展健康促进的形式，通过学校、家长和学校所属社区内所有成员的共同努力，共同促进学生健康。

全民健康生活方式健康支持性环境项目中对健康学校的定义是：适用于传播健康理念，普及健康知识，培养学生自我保健意识，促进学生养成健康文明生活方式的中小学校。

（四）健康社区

健康社区运动是健康促进影响下开展的重要行动，20 世纪 80 年代由加拿大汉考克和美国杜尔等人发起，1986 年由 WHO 通过健康城市运动倡议实施，逐渐成为全球性运动。[4] 健康社区是健康城市的实现形式，更关注健康城市理念在社区层面的建设。其目的是以社区健康需求为导向，强调社区参与，多方协作，为居民健康赋能，共同改善社区的健康和舒适感。社区健康促进是指通过健康教育和政策、法律法规、经济、组织等支持，改变个体和群里健康相关行为、生活方式和社会影响，降低本社区的发病率和死亡率。

全民健康生活方式健康支持性环境项目中对健康社区的定义是：适用于传播健康理念，普及健康知识，教授健康生活技能，促进健康行为实践等群众性活动的城市和农村生活区域。

二、主要做法

在各种场所的健康支持性环境建设方面，主要策略包括组织环境、物理环境和个体策略等方面。具体到各种场所有所不同。

（一）健康家庭

国外的健康家庭刚开始是从主要关注与预防家庭儿童虐待问题引发出来的，经过 40 余年的发展，取得了较大的成效，并持续蓬勃发展。我国于 20 世纪 80 年代从西方引进健康家庭的概念，对健康的研究侧重于内涵和应用两个方面。我国社会心理学方面的专家主要注重对健康家庭的内涵和外延研究，而健康家庭的创建和推广应用方面，主要由卫生计生等部门推动，并在全国各地均已开展了相应的工作。

我国家庭健康促进主要从六个方面展开：

第一，普及健康知识，提高家庭健康素养：设计、制作、发放家庭健康服务包，组织各类家庭积极参与各类健康活动。

第二，倡导优生优育，促进儿童健康成长：积极参与婴幼儿照护服务工作，开展服务试点项目。

第三，开展生殖健康服务，提升家庭生活品质：建立生殖健康专家和师资队伍，开展线上线下生殖健康咨询指导。

第四，开展中老年保健服务，促进健康老龄化。

第五，加强阵地建设，促进服务落地。

第六，广泛宣传与社会动员，营造家庭健康社会氛围。

通过多项具体措施，加强对儿童、青少年、育龄人群及中老年的健康指导和服务，引导家庭树立健康理念，养成健康行为习惯，不断提升家庭健康素养和水平。

（二）健康单位

WHP 的策略包括企业管理策略、支持性环境、职工参与、健康教育、卫生服务等方面。环境和政策方法已被证明能够支持工作场所的健康生活方式行为，是工作场所雇员健康和生活方式的重要决定因素。[5] 环境干预措施针对的是工作场所或整个组织，是作为对个体干预措施的补充，目的是影响工作场所的各个方面，包括个人和组织，例如，鼓励健康营养、体育活动和无烟环境。其目标主要包括：创造一个有利于健康和安全的工作环境；为劳动者提供重视、支持和保持健康的环境，使健康教育、预防和保护成为日常管理的一部分；使员工能够加强自身的健康管理。

常见的健康促进项目包括身体健康相关的健康促进与情绪健康相关的项目。身体健康项目包括运动、营养、体重控制、烟草控制和自我保健；情绪健康相关项目包括压力管理和员工支持。

（三）健康学校

健康促进学校（Health Promoting School，HPS）强调通过学校、家长和学校所在社区内所有成员的共同努力，给学生提供完整的、积极的经验和知识结构，包括设置正式和非正式的健康教育课程，创造安全健康的学习环境，提供合适的健康服务，让家庭和更广泛的社区参与，共同促进学生健康。健康促进学校的内容主要包括政策支持、组织保障、环境营造、社区联合、健康技能培养、卫生服务等，帮助学校改进其物质条件和社会环境，从促使学校制定控烟政策，使学校环境更加清洁，让食堂提供有益于健康的食品等，到促使学校制定用以创造支持性环境的社会政策。

第一，学校健康环境：包括学校健康政策制定、人际、教学和物质环境。例如，提供营养食物、限制不健康食品进入学校等。

第二，学校健康教育课程设置：包括营养课程、运动课程、卫生习惯的训练、保健知识课等。

第三，健康行为指导：通过培养学生正确的判断和评价能力，树立正确的健康观念，逐步形成良好的健康行为习惯。

第四，学校健康服务：包括学生发育监测、健康检查、牙齿检查、视力听力检查、免疫接种和传染病管理、常见病预防和生理缺陷纠正、突发性疾病紧急服务、意外事故应急处理、心理咨询和为伤残学生提供必要的服务等。

（四）健康社区

健康社区是一项庞大、系统的综合性工作，通常糅合了健康学校、健康工作场所等多项支持性环境建设，内容涵盖健康饮食、减盐、身体活动、控烟、限酒及心理健康等多个方面，需要以当地社区健康需求为导向，多部门协同共建，科学规划，明确职责，并构建健康社区指标体系，以便进行项目评估和监测。

三、评价性描述

场所健康环境是基于场所进行的健康促进活动的一部分，旨在根据不同场所的环境特点和人群特点，提供不同的健康环境支持。健康家

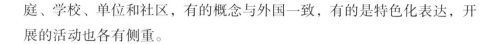

庭、学校、单位和社区，有的概念与外国一致，有的是特色化表达，开展的活动也各有侧重。

（一）健康家庭

家庭是组成社会的基本单位，是人类赖以生存和发展的微型结构，包括生活、情感、健康、人品及知识教育。因此家庭与健康的关系是直接且重要的，家庭健康对群体健康的促进作用是无可替代的。当前对健康家庭的评价可归纳为以下几点：

1. 国外健康家庭内涵更注重家庭关系

国外健康家庭刚开始是从主要关注与预防家庭儿童虐待问题引发出来的，国外对健康家庭的理念提出，主要基于心理学家提出的家庭动力理论，认为家庭成员之间的相互关系能够影响家庭成员的全面健康。健康家庭的实践在个体家庭方面多应用于心理学层面的家庭治疗，而更多的群体家庭应用具体于各种相对单纯的干预目标，诸如预防虐待儿童、糖尿病预防、应对压力、预防肥胖等。

2. 国内健康家庭的研究和应用具有中国特色

由社会学及心理学研究人员引入的健康家庭的理念和国外的理念更为相近，但其应用不比我国卫生计生部门的应用广泛。我国卫生计生部门主要将健康家庭创建纳入健康场所的创建之内，作为一项健康促进措施，主要关注影响家庭成员身体健康的层面。近年来，上海等一些经济发达地区对健康家庭的评价指标体系，也在逐渐增加精神心理层面和家庭关系层面的评价比重。

3. 问题与不足

国内健康家庭建设主要内容包括生殖健康服务、婴幼儿保健、老年人照护和健康素养提升等方面，看似服务内容丰富，但实际做到的寥寥，居民的获得感较少。国内对健康家庭的建设和认识，随着经济文化的发展，应从目前的重形式，向重具体内容方向转变，丰富健康家庭的内涵，并将其要求落到实处。

（二）健康单位

工作场所除了工作和生产外，还承担着部分学习、社交、生活和休息功能，其主体对象是职业人群，职业人群的健康状况，对于维持社会的进步和可持续发展具有重要意义。当前对健康单位的评价可归纳为以下几点：

1. 国内 WHP 起步较晚

WHP 最早在欧洲兴起，尤其是北欧国家，其中芬兰对于职业心理健康开展了大量研究和实践。2017 年的调查显示，美国近一半的工作场所提供一定程度的健康促进或健康计划，17% 的 50 个及以上员工的工作场所提供全面的工作场所健康促进计划。[6] 可以看到，WHP 在欧美和部分亚洲国家已普遍开展，由政府强力推动，政策法规提供保障，最终由企业实施并有专业支持。目前，我国大多数省份尚未开展健康企业的创建工作，部分企业对这项工作的开展不够重视，创建工作的开展缺乏必要的政策引导和鼓励措施。健康企业建设工作效果短期内不明显，因此企业对创建工作的积极性不高。

2. 做好健康企业的建设工作的关键

WHP 应把握好三个角色的定位：政府推动、企业实施和专业支持，只有依靠政府推动，充分发挥企业和专业技术机构的优势，才能将健康企业创建工作推向新的高度。[7] 此外工会组织是单位在不断发展过程中联系职工最密切的部门，开展好工会工作对促进单位健康发展有着重要作用。[8]

3. 问题与不足

目前 WHP 数量仍较少，且健康单位活动的开展流于形式，尤其是在"体医融合"相关活动的开展方面，健康生活方式指导员的作用有限。虽然经过培训后一部分健康生活方式指导员，对健康生活方式的知识和疾病科普知识有所掌握，但仍然不懂体育、运动监控和体育保健等医学知识，缺乏科学锻炼的技能。另外，健康生活方式指导员活动缺乏经费支持，积极性不高。

（三）健康学校

健康学校已被公认为是促进积极发展和健康的战略工具。学校可视为促进国家健康水平的重要资源。当前对健康学校的评价可归纳为以下几点：

1. 国际已形成健康学校标准和体系

HPS 同样源于《渥太华健康促进宪章》。[9]国际 HPS 已有 30 年发展历史。1991 年，匈牙利、捷克、斯洛伐克和波兰等国在各自建立起健康促进学校网络。1992 年，欧洲共同体、欧洲委员会和 WHO 共同建立欧洲健康促进学校网络，旨在改善欧洲地区、中亚儿童和年轻人的健康。[10]1995 年，WHO 发起全球学校卫生倡议，各国积极响应。2018 年，WHO 和教科文组织指定和推广了全球健康促进学校标准，发起了一项新举措"使每所学校都成为健康促进学校"。[11]全球各国积极响应，根据自身的实际情况，制订各具特色的建设方案。

2. 问题与不足

中国大陆地区于 1995 年引进健康促进学校的理念，但目前仅有不到 10% 的学校开展了建设健康促进学校。[12]国内教育更重视应试教育，对生活技能、体育运动、营养健康和心理健康教育等方面相对忽视，在创建健康学校的过程中流于形式，开展的健康教育课程内容和形式都缺乏吸引力。无论是社会、学校还是家长的重视程度都还不足。

（四）健康社区

健康社区包含了健康家庭、健康单位和健康学校的内涵，通过整合社会力量促进大众健康。当前对健康学校的评价可归纳为以下几点：

1. 健康社区是健康城市的体现形式

1986 年由 WHO 通过健康城市运动倡议实施，逐渐成为全球性运动，经过 30 多年的发展，到 2000 年已覆盖 50 多个国家的 3 000 多个社区，且这个数字还在不断增加。健康社区既是一种社区建设新理念，又是城市社区发展所追求的目标。创建健康社区可以营造健康环境，引导健康消费，塑造健康家庭，改善居民的生存环境和生命质量，加快创建健康城市的步伐，推动经济发展和社会进步。

2. 健康社区的建设是一项系统性工程，需要结合社区特点

各个社区有各自不同的特点，健康社区的建设应该围绕该社区居民的主要健康问题和影响健康的主要因素，进行科学规划、干预，达到提升居民健康水平的目的。建设健康社区是一项持续时间长、涉及面广、规模较大的系统工程，它要求政府、社区、单位、家庭和个人一起重视、支持和参与。

3. 问题与不足

我国健康社区建设起步较晚，当前对健康社区的关注主要集中在医疗系统和卫生服务方面，如把分级诊疗制度建设作为打造健康社区的关键，引入家庭医生为社区提供健康管理；把社区作为健康产业的终极市场，寻求合适的商业模式；把健康产品和服务引入社区；等等。但从社会学角度来看，健康社区的建设还应关注社区物质环境和社会环境对居民健康的邻里效应，通过优化社区微环境、合理布局公共服务和培育社会资本等方式营造健康社区，使之成为"健康中国"战略的重要抓手。

四、案例介绍

（一）健康家庭

1. 国外案例

（1）美国健康家庭（Healthy Families America，HFA）。

美国健康家庭计划是美国领先的家庭支持和循证的家庭访问项目之一。该项目立足于良好的人际关系是健康发展的基础这一认知，认为幸福的童年与健康的家庭环境密不可分。该项目起源于1987年，全国防止虐待儿童委员会新成立的国家防止虐待儿童研究中心首次发布了50

个州关于虐待和忽视儿童的调查报告。随后经过近 30 年的发展和众多的实证研究，美国卫生与公众服务部（United States Department of Health and Human Services，HHS）将 HFA 列为 7 种经过验证的家庭访问模式之一。2019 年 7 月，HFA 获得由 IV-E 预防服务交流中心"良好支持"的最高评级。IV-E 预防服务交流中心对 HFA 给予了最高的支持评级，各州有能力利用 HFA，包括它的儿童福利，并通过新的家庭优先预防服务法案提供联邦资源。[13]

（2）韩国《健康家庭基本法》。

韩国于 2005 年 1 月开始正式实施《健康家庭基本法》。《健康家庭基本法》的制定为韩国家庭福利政策的未来走向奠定了基础。这部法律使韩国家庭福利政策对象从家庭成员向家庭整体转移，从问题中心向预防中心转换，表现出家庭福利政策方向的转变。但这部法律从提出立法案开始就遭到了社会各方面的批判，围绕健康家庭的内涵、国家政策对家庭的介入、服务输送体系等展开的激烈争论，表现出不同利益集团对家庭环境变化的不同态度和不同策略。[14]

（3）国外其他案例。

在美国，有研究通过健康家庭参与行动应对儿童肥胖取得了一定的效果。[15]也有通过健康家庭托儿所，一种类似于私人性质的家庭托儿所，对他们进行相应的技能培训和干预，来预防儿童的肥胖，也取得了一定的效果。[16]对鲍恩家庭系统理论的自我分化概念及其在不同文化背景的个人、夫妻和家庭中的应用，有学者对包括在韩国生活的韩国人、在美国出生的韩国公民和在美国生活的美国白人，研究自我分化对健康的家庭功能、家庭沟通和家庭满意度的影响。结果发现，美国白人和韩国人在分化程度上存在显著差异。三个组的自我分化和健康家庭功能之间存在显著的相关性，其中美国组的分化明显高于两个韩国组。[17]也有人对父母在运用网络促进孩子的健康家庭生活方式上有所不同，母亲更多的是从网络上获取关于她们自身和孩子的健康，以及孩子的饮食及游戏等方面的知识。[18]父母参与健康生活方式项目可以潜在地改变家庭用餐时间、环境和频率，增加对家庭饮食行为的自我调节和社会支持，促进家庭健康，对规划学校青少年未来的健康计划有积极的意义。[19]俄勒冈州健康家庭的随机试验结果表明：可以通过帮助家庭增加获得和使用预防性卫生保健服务来支持孕产妇和儿童健康及家庭健康。[20]还有一些研究方向从健康家庭如何应对压力切入，[21]通过健康家庭在线干预，预防亲密关系人员之间的暴力，[22]通过健康家庭鼓励学习，降低母亲和儿童患 2 型糖尿病的风险。[23]

2. 国内案例

20 世纪 90 年代，《中共中央、国务院关于卫生改革与发展的决定》（中发〔1997〕3 号）要求：基层卫生机构要以社区、家庭为服务对象，开展疾病预防、常见病与多发病的诊治、医疗与伤残康复等健康教育工作。从 1992 年到 1995 年，成都市选取了两个城乡社区开展了"健康家庭模式"研究，并从卫生经济学的角度，进行了成本效果分析。[24]深圳市于 2000 年 11 月启动的"健康家庭行动"示范项目以社区为平台，家庭为单位，健康教育和健康促进为行动内容，采取综合干预措施，提升整个社区居民的健康素质和生活质量，为全市的社区健康教育和健康促进行动探索了新经验，提供了科学依据，并得出结论：健康家庭行动的活动载体是社区居民家庭；健康家庭行动的操作平台在社区；健康家庭行动的基本特征是政府的承诺和部门配合；健康家庭行动的持续能量在于社区资源的整合和综合利用。[25,26]2004 年 4 月，大连市以"公共""民本"为理念，启动以生育、生命与健康幸福为主题，以人为本，以需求为导向，以家庭为基点，以健康促进为手段，以健康家庭指导站为纽带，围绕生命全过程，面向全人群的基础性、综合性、公益性和拓展性的公共服务品牌"健康家庭促进计划"。该项目由大连市计划生育部门负责开展，探索推动了"计划生育"向"家庭计划"的回归，促进了人口和计划生育工作发展方式的转变，形成了以"民需"为先导的人口和计划生育发展理念。[19]河南扶沟、辽宁营口、湖北恩施等地也开展了健康家庭建设的实践工作。

（二）健康单位

1. 国外案例

（1）魁北克健康企业标准（Quality of Health Economic Studies，QHES）[27]。

2008 年加拿大魁北克省标准化局（BNQ）公布了预防、推广和组织实践来促进工作场所健康的自愿标准（BNQ 9700-800），25 个更常见的称为魁北克健康企业标准（QHES）。本职业健康标准的主要目的是持续改善工人的身心健康。由 BNQ 管理的一个全面的实施过程，并导致认证，确保标准得到适当实施。作为 QHES 的一部分实施的干预措施是针对组织的职业背景和四个已知对工人健康有影响的活动领域——生活习惯、工作生活平衡、工作环境和管理实践制定的。这些领域的干预活动包括促进工作中的体力活动和健康营养选择（生活习惯），为工人提供远程办公选择，帮助他们协调职业和个人责任（工作和生活平衡），安装符合人体工程学的工作站（工作环境），启动员工认可计划（管理实践）。

（2）全球工作场所健康促进（WHP）项目[28]。

世界卫生组织和世界经济论坛目前认为工作场所是促进公共卫生的一个重要环境。世界卫生组织职业健康卫生方案中具体指出，工作场所是 21 世纪促进健康的一个优先事项，WHP 的概念正变得越来越重要，与之相关的更多的私营和公共组织认识到，在全球化的市场中，未来的成功只能通过一支健康、合格和有动力的劳动力队伍才能实现。对各国来说，WHP 的发展将是可持续社会和经济发展的先决条件。把工作场所作为健康促进的场所来关注的原因包括接触参与者、雇主有更多的机会吸引和保留有才华的员工，以及提高组织生产力和健康的潜力。在全球范围内，各组织正开始迎接这一健康挑战。在工作场所健康促进领域，有大量研究评估了工作场所健康促进方案的普及程度、工作中的健康促进方案健康和成本效益，也有一些研究人员从更全球化的角度看待

HPW。这种全球比较关注的一个例子是国际工作场所健康促进协会（International Association of Workplace Health Promotion，IAWHP）的报告，其中对普遍存在的健康问题和健康风险行为、建立 WHP 方案的关键驱动因素、方案实例、良好做法及结果和成功指标进行了描述。

（3）美国关岛基地健康计划（Worksite Wellness Program，WWP）和社区花园计划（Community Garden Plan，CGP）[29]。

2013 年，关岛非传染性疾病联盟、公共卫生和社会服务部及夏威夷大学合作解决关岛的非传染性疾病负担问题，建立了以社区为基础的方案，制定了针对文化的干预措施，促进体育活动和健康食品的政策、制度和环境战略，以缩短关岛与非传染性疾病有关的健康差距。努力的目标是实施高影响、全人口和循证战略，减少关岛因缺乏体育活动、营养不良和体重而造成的健康差异。WWP 已经证明了健康益处，如对饮食、运动、生理指标和医疗费用的积极影响。1998 年和 2009 年，政府颁布行政命令，向关岛政府雇员推广体育活动和健康计划。由于缺乏对项目实施的支持，许多政府雇员没有参加。2012 年，关岛总督爱德华·卡尔沃签署了《2012—07 号行政命令》（EO12—07），重新建立了关岛政府 WWP。根据《2012—07 号行政命令》，政府雇员每周可有 3 小时的带薪时间锻炼或参加健康教育课程，政府机构需指派健康教练担任世界自然基金会的联络人。健康教练教他们的同事如何在预防非传染性疾病方面选择营养健康的生活方式。此外，该命令还有一套标准化的健康教练培训计划，通过改变生活方式和营养来培训教练预防非传染性疾病，并提高教练技能。WWP 旨在制定健康政策，促进健康行为，丰富员工的健康知识，帮助员工获得必要的慢性病健康筛查和后续护理知识。

在社区花园计划中，专家咨询小组改善了获得新鲜水果和蔬菜的环境，为体育活动和教育创造了机会，并使社区能够适应可持续的环境变化。2012 年，社区花园在 4 个市长办公室和 13 个家庭进行了试点。由于 CGP 环境干预措施的普及，该联盟扩大了社区花园，在争取赠款下向另外 18 个社区提供新鲜农产品。CGP 通过园艺促进了种植和食用新鲜水果、蔬菜，以及增加体力活动的健康效益。开发适当的评估工具来衡量基层社区健康促进计划的过程和结果。

WWP 和 CGP 都提高了社区对在工作场所及社区和家庭领域纳入健康生活方式选择的重要性的认识。这些计划可作为太平洋岛屿其他卫生部门和社区实施变革计划的典范。

（4）来自南非的案例[30]。

在南非，非传染性疾病导致的死亡人数占所有死亡人数的三分之一以上，除了与非传染性疾病有关的发病率和死亡率不断增加之外，还有危险因素的流行，包括低身体活动和肥胖。工作场所已被确定为可以同时接触大量人员的环境。过去 30 年进行的研究表明，全面和基于证据的工作场所健康促进方案可以改进员工健康及减少医疗保健支出。[31]南非公司进行的一项研究报告指出，就业人口患非传染性疾病的风险增加，与南非一般人口相比，工人表现出较差的生活方式行为。例如，在这项研究中，近 70% 的员工没有达到由美国疾病控制和预防中心推荐的每周至少 5 天，每天至少 30 分钟的体力活动。此外，近一半的雇员超重［体重指数（BMI）大于 24.9 kg/m^2］，近四分之一是吸烟者。这些调查结果突出表明，必须采取行动、措施和干预计划，旨在减少员工中危险因素的流行。环境和政策方法已被证明能够支持工作场所的健康生活方式行为。这些方法被确定为工作场所雇员健康和生活方式的重要决定因素。环境干预措施针对的是工地或整个组织，是对个别干预措施的补充，目的是影响工作场所的各个方面，包括个人和组织。鼓励健康营养、体育活动和戒烟的设施是环境干预措施的例子。

2. 国内案例

（1）广东省健康企业建设的经验[32]。

广东省健康企业建设为现阶段开展职业健康工作提供借鉴。2017年广东省选择佛山市三水区作为广东省健康企业试点，结合广东省"健康促进示范单位"中"健康促进示范企业标准及评分表"的相关内容，构建三位一体的创建健康企业方案和评估体系。经过启动、动员宣传、企业自主创建、过程评估后，共有 4 家试点企业成功申报。4 家试点企业均能够结合自身管理特点创建具有特色的健康管理，在建设过程中营造了积极向上的企业健康氛围。本省开展的健康企业试点初步取得了多方共赢的成效。

（2）北京市顺义区示范单位创建工作[33]。

北京市顺义区自 2010 年启动全民健康生活方式行动，积极创建示范单位、示范食堂、示范社区等健康支持性环境。北京市顺义区通过专业技术培训、下发健康生活方式宣传材料和健康指导工具、举办慢性病防控知识进机关活动等方式积极开展示范单位创建工作。各单位利用宣传橱窗、网络工作平台、微信等方式开展"健康一二一"和慢性病防治知识宣传，组织不同形式的体育活动，建设"健康加油站"，为职工提供健康自测的场所。辖区内机关事业单位和大中型企业共 199 家，2010—2014 年，共 13 家单位通过市级验收。为评价该区示范单位创建效果，不断提高职业人群健康知识，促进健康行为养成，该区于 2015 年 4—5 月开展了示范单位创建效果评估调查。调查显示顺义区全民健康生活方式行动示范单位创建取得初步效果，因此，利用单位职工集中、领导支持力度大、便于集中开展活动等优势，应继续深入推进示范单位创建工作，抓住职业人群这一主要群体，逐步提高职工健康素质。

（三）健康学校

1. 国外案例

（1）美国学校健康促进计划。

从 2009 年开始，联邦卫生部和教育与就业部建立起了伙伴关系，共同促进地方学校健康教育事业并开发《美国学校健康促进计划》。该计划呈现了三种不同的健康教育模式，分别是生物医学模式、教育模式和激进模式。该计划中学校健康标准必须通过国家认证，其特征是主动权建立在健康教育和健康促进的"全学校方法"基础上。该计划呈现在学校课程中的特征为：有详细的关键学习领域；健康教育中的"圆周式"课程；强调学生公民身份的重要性；课程内容中关注性和关系的教育。[34]

美国促进健康饮食和体育锻炼的学校健康指南[35]包括协调学校的政策和做法、支持性环境、学校营养服务、体育和体育活动计划、健康教育、健康、心理健康和社会服务、家庭和社区的参与、学校员工健康和学校工作人员的专业发展。该指南是与大学及国家、联邦、州、地方、志愿机构和组织的专家合作开发的，其依据是对健康饮食和促进体育锻炼的研究、理论和最佳实践的深入审查以及学校公共卫生的教育。

（2）欧洲健康促进学校网络。

1991年，匈牙利、斯洛伐克、捷克和波兰等国在各自的国家内建立起健康促进学校网络。欧洲委员会、欧洲共同体和世界卫生组织欧洲地区办事处3个国际机构经过协商，决定于1992年建立欧洲健康促进学校网络（European Network of Health Promoting Schools，ENHPS）。1997年，欧洲健康促进学校网络在希腊召开第一届欧洲大会，已有37个国家加入。[36]健康促进学校网络计划特别强调推行和传播健康促进学校的概念，督促教育和卫生部门开展深入的合作，确保整个欧洲地区都能得到财政和技术的支持，推进高效的协调机制来保证项目的实施，等等。这使欧洲每个儿童青少年都有机会在健康促进学校中受益。健康促进学校网络计划实施过程中的10项原则，即学校支持环境、民主、平等、行动能力、课程、教师培训、效果评估、合作、社区、可持续性。

（3）澳大利亚健康促进学校协会。

澳大利亚健康促进学校协会是专门为促进健康促进学校的概念而成立的非政府组织。它的作用是代表不同利益的中立机构，可以在不同场合和各种影响下倡导。此外，它提供了一种联网、增强意识和信息交流的机制。澳大利亚卫生和教育部门的结合塑造了健康促进学校的概念，符合澳大利亚的发展现状。[37]

（4）加拿大巴特尔河项目（Battle River Program，BRP）。

加拿大政府认为学校对儿童的健康贡献很大，包括提供健康的食物选择，促进体育锻炼，鼓励与教师和同龄人建立积极关系及制定有利于身体健康的学校政策。BRP 的设计目的是探索一种地方实施策略，以实施省级（加拿大艾伯塔省）健康促进学校计划。该项目位于巴特尔河学校分校，学校部门和当地卫生部门之间的合作伙伴关系形成参与、协调和整合一体化的三大主题。[38]

（5）英国健康促进学校。

在英国政府关于英格兰公共卫生战略的咨询报告中，学校被确定为促进健康的关键环境，提出了健康促进学校概念。该方法超出了正规的健康教育课程范围，包括考虑学校的物理和社会环境及它们与父母和更广泛的社区的联系和伙伴关系，以追求更好的健康。[39,40]

2. 国内案例

中国健康教育中心健康促进部研究员吕书红于 2018 年主编了《学校健康促进实践案例精选》，汇总和评价了我国创建健康促进学校的典型案例，包含了来自北京、浙江、江苏、上海、广东等省市的 54 个案例。[41] 国家出台《关于强化学校体育促进学生身心健康全面发展的意见》[42]《健康中国行动（2019—2030 年）》[43] 等文件，其中明确提出实施中小学健康促进行动，并就行动目标和举措做出部署，要求动员家庭、学校和社会共同维护中小学生身心健康。引导学生从小养成健康生活习惯，锻炼健康体魄，预防近视、肥胖等疾病。中小学校按规定开齐、开足体育与健康课程。把学生体质健康状况纳入对学校的绩效考核，结合学生年龄特点，以多种方式对学生健康知识进行考试考查，将体育纳入高中学业水平测试。

北京市卫生健康委员会、北京市教育委员会、北京市红十字会联合下发了《关于开展 2018 年健康促进学校星级评定工作的通知》，建立了市—区—学校三级健康促进学校管理网络，围绕健康政策、物资环境、社会环境、学校社区关系、个人健康技能、学校健康服务六个方面展开工作。

（四）健康社区

1. 国外案例

（1）澳大利亚健康社区倡议。

2009 年澳大利亚卫生部提出健康社区倡议（Healthy Communities Initiative，HCI），项目时间为 2010—2014 年，旨在通过增加参与健康生活方式项目的人数来减少超重率和肥胖率，地方政府则以社区为基础，提供有效的体育活动，实施健康饮食计划，并制定了一系列支持健康生活方式的政策。[44] 在健康社区营建方面，各城市的侧重点亦有不同。经验一：以社区健康需求为导向，2009—2014 年，澳大利亚政府提供了大量资金用于支持澳大利亚全境 92 个地方政府开展肥胖预防活动。经验二：构建健康社区指标体系，健康社区的营建离不开指标体系的建立，指标体系的建立有助于指导健康社区的营建工作，并监测社区在健康方面存在的问题，以及未来需改进的目标。健康社区指标体系从健康、安全和包容性、文化多样性、公众参与、经济活力、可持续发展 5 个方面进行构建，涵盖了 101 项指标。经验三：多部门协作共同营建，组建由政府和非政府组织构成的协作机构，该组织作为政府与非政府组织构成的协作机构，由地方政府、卫生、环境、教育和社区部门代表组成，共同签署了支持健康城市的章程，形成了理事会和管理委员会；成立健康社区特别工作组是健康社区构建的重要组成部分，伊拉瓦拉组建了多机构合作的特别工作组，从环境规划、营养、烟草控制等方面干预人群健康，尤其是特殊人群，诸如老年人、儿童、艾滋病患者等。特别工作组允许不同的组织和个人进行投入，在促进健康的公共政策制定和营建健康社区方面发挥了积极作用。

（2）美国疾病预防控制中心"健康社区项目"[45]。

美国疾病预防控制中心"健康社区项目"于 2003 年启动，原名为阶梯社区（Steps Communities），2009 年 1 月更名为美国 CDC 健康社区项目（Health Communities Plan，HCP）。该项目建立全国网络，发动社区开展慢性病预防控制工作。项目社区通过改变与居民日常生活密切相关的场所与组织——学校、工作场所、卫生服务场所及其他社区组织，以阻止美国慢性病持续流行的趋势。美国 CDC、州县级卫生部门、国家级相关组织深入社区，与社区领导和组织广泛合作，将项目社区的成功经验推广到全美国以产生好的健康效果。健康社区项目的行动与培训机构通过电话会议和其他技术服务为社区在卫生政策、体制与环境改变策略领域的行动提供了一个平台。网络会议和其他网络培训方法正在建设中。社区卫生资源库、社区卫生评估与小组评估（Community Health Assessment and Group Evaluation，CHANGE）、行动指南等工具的使用可以帮助社区领导更有效地改善社区健康。为了改善健康状况，美国 CDC 长期以来对社区进行投资。2003 年以来，针对慢性病预防，项目给予基层社区大量投资，已经取得显著成效，参与项目的社区在预防控制慢性病的意愿、意识和能力方面均大大增强。参与美国 CDC 健康社区项目的社区发表了一些期刊论文描述如何成功获得社区水平的改变。

（3）美国马萨诸塞州发展健康社区案例[46]。

成立社区联盟（联盟），目的是改善居民的生活质量。社区联盟有一个宗教无家可归预防方案、一个经济发展机构、一个家庭资源中心、一个牙科中心等。联盟的根基深入社区，起源是在人力服务部门，咨询委员会的每个成员都与所在城镇的许多其他人有联系，他们可以利用这些联系来征求意见、测试想法和传递信息。还有一些成员主要是当地居民或学校、企业、教会、政府和医疗保健的代表。所有的成员资源共享，这些联合资源，特别是员工，被要求承担责任，并在所有的联合社区中解决重大问题。联盟的核心活动包括每月的通信和公开会议，强调对社区有影响的感兴趣的问题。联盟有时会对资源进行更正式的评估，并就某一具体议题对社区成员进行调查。

（4）日本东京社区领袖促进健康生活方式计划[47]。

该计划包括：以社区为基础的健康促进，改变对健康生活方式的态度；获得健康相关信息的行为；不分社会经济地位的态度和健康素养。在这项计划中，每个市每两年从社区的非专业人员中选出 20 人，他们被市长指定为"社区领袖"委员会的成员。他们作为一个群体，有机会获得有关健康生活方式的知识和技能，并开展志愿活动为社区服务。计划实施后，结果也出现了积极变化。这种采用委员会方式的社区参与方法，在改善与健康有关的行为和提高健康素养方面是有效的，同时克服了社会经济差异。

（5）新西兰"健康饮食　健康行动"（Healthy Eating Healthy Action，HEHA）[48]。

HEHA 作为旨在减少健康差距的新西兰卫生战略的一部分，确定了 13 项人口健康目标，其中包括改善营养、增加体育活动和减少肥胖。体育活动和营养倡议是 HEHA 战略打击肥胖和 II 型糖尿病战略项目的基础。该项目是广泛而深远的，涵盖了以前孤立工作的机构，由卫生、体育和娱乐新西兰提供的统筹协调。作为赫哈战略的一部分，新西兰奥特拉奥地区的一个卫生组织制定了一项旨在改善社区健康状况的方案。这个名为"替换"的项目邀请参与者通过用更健康的替代品替换一种不健康的行为来逐步改变他们的行为。第一，卫生机构工作人员的参与说明了对创造和促进健康生活方式的重要性及工作人员作为社区其他成员的榜样的重要性的一种重要认同，他们经常与社区其他成员有联系。第二，取代卫生机构、协调人和社区的需要，意味着方案协调人能够建立一个适应不断变化的环境和客户的模式。这两个方面结合起来，提高了卫生机构所在的更广泛社区对健康营养和体育活动信息的接受程度，从而提高了社区层面人群的认识和变化。在参与项目替代方案的社区中，衡量成功与否的不应是方案本身的延续，而应是社区领导的持续变革，这些变革已将社区价值观和做法纳入健康促进活动。这些活动将通过认识到价值观的重要性而得到加强。衡量家庭和社区人群的长期变化超出了本次评估的范围，但早期迹象表明，对这些社区来说，随着家庭被鼓励寻找更传统、更健康食品和保健做法，以及如何将这些做法纳入其现代生活方式中，变革的种子正在播下。

（6）医疗保险公司的"大胆目标计划"[49]。

Humana 是一家大型医疗保健公司，它设定了一个目标，到 2020 年，它所服务的社区的健康状况将提高 20%。为大胆目标计划选择的指标是疾病控制和预防中心健康日调查。总的来说，结果是令人鼓舞的，Humana 预计随着时间的推移，随着大胆目标社区中的倡议的启动和规模的扩大，疾病发生率下降的速度不断加快。该工作目标是召集临床和社区领导人共同努力以改善圣安东尼奥社区的健康状况。第一步是通过一系列焦点小组和社区集会，确定社区内具有共同愿景的领导者和项目。这项工作的早期合作伙伴包括 Bexar 县医学会、圣安东尼奥食品银行和市长健身委员会等机构或组织。圣安东尼奥健康咨询委员会是一个由 45 名社区成员组成的咨询委员会，由两位医生领导组成，一位来自Humana，另一位来自当地组织。咨询委员会每季度举行一次会议，并设立了若干小组委员会，以解决具体的健康障碍和项目实施过程中遇到的问题，如糖尿病、营养、社区资源连通性和进度衡量。圣安东尼奥健康咨询委员会决定将重点放在利用协作来提升和推进正在进行的项目上，而不是启动新的项目。本着这种精神，《糖尿病资源指南》的理念诞生了。通过临床试验，有一系列免费或低成本的资源可用于支持糖尿病前期或糖尿病患者（1 型、2 型、妊娠期）生活的各个方面，包括教育、营养、锻炼、目标设定和症状管理。在美国当地糖尿病协会的支持下，《糖尿病资源指南》已经发展成为一个互动网站，帮助医生和患者选择最合适的糖尿病项目。除了临床情况外，在圣安东尼奥，健康的社会决定因素被认为是健康的障碍。2014 年，Bexar 县 13% 的人受到食品不安全的影响，12% 的人只能有限地获得健康食品。圣安东尼奥食品银行与一个初级保健医生团体——麦基医疗集团合作。这一伙伴关系为圣安东尼奥社区提供食物，每月为大约 300 人提供服务，突出了食品与健康之间的关系。资源指南和社区范围的食品分发网站只是许多合作项目的两个例子，但它们是健康状况正在改善的指标。2015—2016 年，不健康日从平均 10.52 天下降到 9.57 天，降幅为 9.0%。身体和精神不健康的日子都减少了。作为大胆目标社区的创始者，圣安东尼奥一直是一个学习实验室，为大胆目标社区的工作提供信息，并且工作还在继续。"大胆目标"项目于 2015 年秋季在田纳西州诺克斯维尔也启动，诺克斯维尔董事会优先考虑 3 种状况：糖尿病、行为健康和心力衰竭。这些慢性病的发病率和影响的上升在多个大胆目标社区中都比较常见。诺克斯维尔还确定了影响健康的 4 个方面：获得心理健康学习的机会、对资源的认识、对营养知识的了解和金融的权衡。以这些优先事项为重点的合作项目正在进行中，其中包括在多个地点进行健康烹饪示范，如信仰组织、田纳西河谷的男女俱乐部、老年生活中心和低收入公寓综合体；在不同环境中使用斯坦福模式和糖尿病预防计划，以及一个移动健康试验，旨在测试移动健康外联是否能改善那些与初级治疗没有现有关系的人的健康。

2. 国内案例

2016 年我国出台了《"健康中国 2030"规划纲要》提出"把健康城市和健康村镇建设作为推进健康中国建设的重要抓手""把健康融入城乡规划、建设、治理的全过程，促进城市与人民健康协调发展"。2018 年，全国爱国卫生运动委员会办公室委托中国健康教育中心、复旦大学、中国社会科学院研究制定了《全国健康城市评价指标体系（2018 版）》在指标体系中提出了"健康细胞"建设，包括"健康社区的覆盖率"，即健康社区数占辖区内所有社区数的比例。我国的健康社区建设还处于初级阶段，在《全国健康城市评价指标体系（2018版）》中也只是提到将根据"健康细胞"建设进展情况适时纳入评价。

五、归纳与小结

健康家庭、健康单位、健康学校和健康社区都以场所为基础，提供健康促进活动，其中健康社区内涵又包括了健康家庭、健康单位和健康学校。1986 年《渥太华宪章》之后，迎来了健康城市运动的热潮，以此为契机，健康社区作为健康城市的实现形式，在全球开展建设。加拿大、美国、澳大利亚是其中代表者，日本、英国、芬兰等国家也累积了优秀经验。我国场所健康促进起步较晚，近年来"健康中国"行动纲领使得社会对场所健康促进有了极大的关注，但不论是健康家庭、健康单位、健康学校还是健康社区，其内涵都更侧重于健康服务和健康教育，建设规范和指标体系也相对粗糙和形式化。总的来说，相关健康场所建设的政策制度和法律保障尚不充分，缺乏完善的健康促进网络，缺乏相应的经费保障和多元化经费投入，大部分合作如非政府组织和社会机构的参与不够，尚未构建具有可操作性的规范和详细的指标体系，也没有进行科学设计与持续的监测评估，不利于各项目的可持续性。

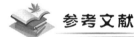 **参考文献**

［1］倪洪兰.健康家庭：现阶段中国家庭建设目标定位［N］.中国人口报，2015-9-14（3）.

［2］H.B.丹尼什.健康家庭的特点与动态［J］.陈一筠，译.学习与实践，1993（4）：45-46.

［3］胡琪.健康中国背景下健康家庭理念及考量维度［N］.中国人口报，2019-04-26（3）.

［4］Pederson, A., Rootman, I. From health care to the promotion of health: Establishing the conditions for healthy communities in Canada［M］. Springer New York，2017.

［5］Kolbe-Alexander, T., Greyling, M., Silva, R. D., et al. The relationship between workplace environment and employee health behaviors in a South African workforce［J］. *Journal of Occupational & Environmental Medicine*，2014，56（10）：1094-1099.

［6］Linnan, L. A., Leff, M. S., Martini, M. C., et al. Workplace health promotion and safety in state and territorial health departments in the

United States：A national mixed-methods study of activity，capacity，and growth opportunities［J］. *BMC Public Health*，2019，19（1）：291.

［7］麦志丹. 健康企业创建过程中存在的问题与对策探讨［J］. 医药前沿，2019，9（18）：11-12.

［8］王议彬. 开展工会工作对促进单位健康发展的作用［J］. 管理观察，2019（21）：78-79.

［9］WHO. The Ottawa charter for health promotion［R］. Geneva：World Health Organization，1986.

［10］Turunen，H.，Sormunen，M.，Jourdan，D.，et al. Health promoting schools：A complex approach and a major means to health improvement［J］. *Health Promotion International*，2017，32（2）：177-184.

［11］WHO. Health promoting schools［EB/OL］. https：// www. who. int/health-topics/health-promoting-schools#tab＝tab_ 1.

［12］吕书红. 健康中国视角下健康促进学校发展现状及对策建议［J］. 中国健康教育，2018，34（11）：1012-1015.

［13］Healthy Families America［EB/OL］. https：//www. healthyfa-miliesamerica. org/.

［14］高春兰，金美英. 韩国家庭福利政策的范式转换：健康家庭基本法［J］. 社会政策研究，2017（6）：53-65.

［15］Weaver，S. P.，Kelley，L.，Griggs，J.，et al. Fit and healthy family camp for engaging families in a child obesity intervention：A community health center pilot project［J］. *Family & Community Health*，2014，37（1）：31-44.

［16］Hales，D.，Brouwer，N.，Vaughn，A. E.，et al. The keys to healthy family child care homes intervention：Study design and rationale［J］. *Contemporary Clinical Trials*，2014，40：81-89.

［17］Kim，H.，Prouty，A. M.，Smith，D. B.，et al. Differentiation and healthy family functioning of Koreans in South Korea，South Koreans in the United States，and White Americans ［J］. *Journal of Marital and Family Therapy*，2015，41（1）：72-85.

［18］Laws，R.，Walsh，A. D.，Campbell，K. J.，et al. Differences between mothers and fathers of young children in their use of the internet to support healthy family lifestyle behaviors：Ross-ectional study ［J］. *Journal of medical internet research*，2019，21（1）：e11454.

［19］Muzaffar，H.，Nikolaus，C.，Nickols-Richardson，S. Parental participation in a healthy lifestyle program for middle schoolers improves their family meal patterns and social support and self-regulation for healthy eating ［J］. *Current Developments in Nutrition*，2019，3（1）：1433.

［20］Green，B.，Sanders，M. B.，Tarte，J. M. Effects of home visiting program implementation on preventive health care access and utilization：Results from a randomized trial of healthy families oregon ［J］. *Prevention Science*，2020，21（1）：15-24.

［21］Dechesnay，M.，Magnuson，N. How healthy families cope with stress ［J］. *Official Journal of the American Association of Occupational Health Nurses*，1988，36（9）：361-364.

［22］Choi，Y. J.，Orpinas，P.，Kim，I.，et al. Korean clergy for healthy families：Online intervention for preventing intimate partner violence ［J］. *Global Health Promotion*，2019，26（4）：25-32.

［23］Hannon，T. S.，Saha，C. K.，Carroll，A. E.，et al. The ENCOURAGE healthy families study：A comparative effectiveness trial to reduce risk for type 2 diabetes in mothers and children ［J］. *Pediatric Diabetes*，2018，19（6）：1-29.

［24］闫正民，龚志平，盛泽辉. 成都市"健康家庭模式"成本效果分析 ［J］. 中国卫生保健，1997（8）：439-440.

［25］林德南，陈宇琦，杨国安，等. 深圳市开展"健康家庭行动"示范项目的实践 ［J］. 中国健康教育，2003，19（11）：882-883.

［26］林德南，陈宇琦，温泉，等．深圳市罗湖区文锦社区"健康家庭行动"示范项目研究［J］．中国慢性病预防与控制，2004，12（1）：29-31．

［27］Aube,K.，Duchaine，C.S.，Dionne，C.E.，et al. Evaluation of the quebec healthy enterprise standard：Effect on adverse physical and psychosocial work factors and work-related musculoskeletal problems［J］．*Journal of Occupational and Environmental Medicine*，2019，61（3）：203-211．

［28］Milner，K.，Da Silva，R.，Patel，D.，et al. How do we measure up？A comparison of lifestyle-related health risk factors among sampled employees in South African and UK companies［J］．*Global Health Promotion*，2016，25（1）：73-81．

［29］Mavis,Nitta，Charles，et al. Policy，system，and environment strategies to promote physical activity and healthy food sources to address guam's disparate non-communicable disease burden［J］．*Journal of Health Care for the Poor and Underserved*，2015，26（2）：96-103．

［30］Kolbe-Alexander，T.，Greyling，M.，Milner，K.，et al. The relationship between workplace environment and employee health behaviors in a South African workforce［J］．*Journal of Occupational & Environmental Medicine*，2014，56（10）：1094．

［31］Conradie，C.S.，Smit，E.V.D.M.，Malan，D.P. Corporate health and wellness and the financial bottom line［J］．*Journal of Occupational and Environmental Medicine*，2016，58（2）：45-53．

［32］瞿红鹰，杨敏．广东省健康企业建设探索与思考［J］．中国职业医学，2018，45（5）：616-619．

［33］张世伟，游凯，程文龙，等．北京市顺义区全民健康生活方式行动示范单位创建效果评价［J］．中国健康教育，2015（11）：1052-1054，1079．

［34］赵富学，程传银．《美国学校健康促进计划》的特征与启示［J］．山东体育学院学报，2017，33（2）：103-107．

［35］Pamphlet. School health guidelines to promote healthy eating and physical activity executive summary ［J］. *Centers for Disease Control & Prevention*，2011，60（5）：1-8.

［36］余昭，徐水洋．欧洲健康促进学校网络［J］．中国健康教育，2000，16（1）：48-49．

［37］Rowling, L. The adaptability of the health promoting schools concept：A case study from Australia ［J］. *Health Education Research*，1996，11（4）：519-526.

［38］Gleddie, D. A journey into school health promotion：District implementation of the health promoting schools approach ［J］. *Health Promotion International*，2012，27（1）：82-89.

［39］Denman，S. Health promoting schools in England：A way forward in development ［J］. *Journal of Public Health Medicine*，1999，21（2）：215-220.

［40］Bird，E. L.，Oliver，B. Pilot evaluation of a school-based health education intervention in the UK：Facts4Life ［J］. *Journal of Public Health*，2017，39（4）：796-804.

［41］中国健康教育中心．学校健康促进实践案例精选［M］．北京：人民卫生出版社，2018．

［42］中华人民共和国中央人民政府．国务院办公厅印发《关于强化学校体育促进学生身心健康全面发展的意见》［EB/OL］．http：//www. gov. cn/xinwen/2016-05/06/content_ 5070968. htm.

［43］中华人民共和国中央人民政府．健康中国行动（2019—2030 年）［EB/OL］．http：//www. gov. cn/xinwen/2019-07/15/content_5409694. htm.

［44］翁顺灿，陈春，于立．澳大利亚健康社区建设经验及对我国的启示［J］．城市建筑，2019，16（4）：77-82．

［45］程玉兰．美国疾病预防控制中心"健康社区项目"简介
［J］．中国健康教育，2011，27（1）：69-72．

［46］Hathaway，B. L. Case story＃2：Growing a healthy community：A
practical guide ［J］．*American journal of community psychology*，2001，29
（2）：199-203．

［47］Yajima，S.，Takano，T.，Nakamura，K.，et al. Effectiveness
of a community leaders'programme to promote healthy lifestyles in Tokyo，
Japan ［J］．*Health promotion international*，2001，16（3）：235-243．

［48］Hamerton，H.，Mercer，C.，Riini，D.，et al. Evaluating
Maori community initiatives to promote healthy eating，healthy action ［J］．
Health Promotion International，2014，29（1）：60-69．

［49］Cordier，T.，Song，Y.，Cambon，J. A bold goal：More healthy
days through improved community health ［J］．*Population Health
Management*，2017，21（3）：202-208．

第四部分

社团健康环境

一、概念

社团是具有某些共同特征、爱好的人相聚而成的互益组织。中国的社团一般具有非营利性和民间化两种基本特征，社团与政府组织、非正式组织或自然群体有着明显区别，主要包括协会、学会、研究会、基金会等，还包括民办非营利机构。

健康社团指适用于以促进成员及周围人群健康为宗旨的非营利性自我管理、自我服务的组织，如社区健身社团、企事业单位的兴趣社团、高校等志愿服务社团等组织。

二、主要做法

健康社团建设的指导思想就是基于社团功能定位，参与、开展健康生活方式活动或比赛，传播健康生活方式相关知识。围绕这一指导思想形成的主要做法有以下几项：

第一，社团以推广和践行健康生活方式为主要责任。

第二，组织和参加健康生活方式相关培训。

第三，组织开展多种形式的健康活动，如开展健身或健康传播活动，积极参与健康宣传日，利用多媒体进行健康知识传播，邀请专家开展健康讲座及健康宣传活动，等等。

三、评价性描述

民间社团组织的概念对应于国际上的非政府组织，其自下而上自发形成的基本生成途径，决定了其社区性、自发性、群众性、独立性、志愿性、非营利性的特征。民间社团组织与社区公共生活密切相关，是开展社区教育、丰富社区教育形式的重要手段。高校学生社团是大学生实现自我教育、自我锻炼和自我提高的平台，其覆盖对象是高校学生，学生社团是其健康教育的重要载体。

2019年中国疾病预防控制中心印发了《全民健康生活方式行动健康支持性环境建设指导方案（2019年修订）的通知》，[1]对健康社团的定义、建设内容和要求都做出了明确的解释。全民行动中的健康社团更侧重于小范围的兴趣团体，如高校、社区、企事业单位的社团组织。目前国外尚未确切提出"健康社团"的定义，搜索健康社团的资料更多见于协会、联盟等社会团体，形式内容多样。

四、案例介绍

1. 国外案例

（1）日本"促进健康、增强体力"事业财团。

日本的健康社团种类多样，侧重点各不相同：有注重竞技体育的日本体育协会，有注重居民体育健康的"促进健康、增强体力"事业财团，有推广舞蹈和远足等休养娱乐活动的日本休养娱乐协会，等等。其中，"促进健康、增强体力"事业财团具有系统的组织架构，对日本民众的健康产生了良好的指导效果。[2]

1965年3月，日本增强国民体力事业协议会成立。后经组织机构改革于1981年，更名为"促进健康、增强体力"事业财团。"促进健康、增强体力"事业财团是日本政府和社会团体共同推进"促进健康、增强体力"运动的事业实施机构。其宗旨是综合推进国民健康的全国体制。该事业财团以文部省的体育振兴、厚生省的促进健康（运动、营养、休养）和经济企划厅的余暇活动推广等 13 个省厅的政策为主体相互协作推广，各有关社会团体辅助支持推广。其工作经费由各省厅计划发放，主要工作有：在全国推广普及"促进健康、增强体力"运动；编写、制作和分发"促进健康、增强体力"的各类指导和普及资料；推广、普及和辅导室外增强体力的运动；开展针对中老年人的"促进健康、增强体力"指导工作；培养健康体育指导员；进行"促进健康、增强体力"相关的各种调研；协助基层（市、町、村）开展"促进健康、增强体力"工作；表彰地区和行业"促进健康、增强体力"的先进组织。[3]

（2）日本休养娱乐协会。

日本休养娱乐协会（以下简称"协会"）于 1973 年正式成为独立财团法人，主要工作是推广休养娱乐运动，振兴终身体育，是日本推广休养娱乐活动的核心团体。协会由"日本厚生协会"发展而来，现由 47 个都道府县的团体会员协会、各个项目的全国性组织和青少年团体组成，包括日本青年旅行者协会、日本民间舞蹈联盟、日本野营协会和日本自行车远足协会等。协会于 1994 年正式开始培训具有公认资格的"休养娱乐计划师"。

协会具体工作有每年举办一次的"全国休养娱乐大会"，如全国步行运动会、东京国际步行运动会等；以地区、工厂和学校为主要服务对象，开展休养娱乐运动、新体育知识讲座等；开发休养娱乐运动的新计划、新项目和新方法等；提供、开发休养娱乐运动新项目的设备、设施；培训休养娱乐运动指导员；印发各种宣传和科普资料等。[1]

（3）美国国立健康研究院。

美国国立健康研究院（National Wellness Institute，NWI）是为促进个人全面健康发展提供专业指导和训练的行业领导。NWI 的核心是由研究院的共同创始人 Bill Hettler 博士于 1976 年提出的六维健康模型，即智力、情感、社会、精神、职业和身体健康。通过平衡这 6 个维度并积极寻求改善可提升每个人的整体健康水平。NWI 每年夏天举办全国健康年会，宣传健康行动理念，并设立基金会，帮助有困难的成员参加会议。

NWI下设会员委员会、卓越健康注册委员会和新兴健康专业委员会。会员委员会为NWI工作的运行提供支持、指导和建议，其工作内容涉及会员登记、欢迎、会员福利、日常会员活动和联系等方面。卓越健康注册委员会建立和执行NWI的认证标准，是注册健康医师（Certified Wellness Practitioner，CWP）的评估认证机构，同时负责收集和跟踪当前健康提升知识和技能的研究进展，制定会员继续教育的要求和标准等。新兴健康专业委员会是由NWI鼓励和支持的，并被赋予一定权利，为未来领导健康事业发展做储备的专业人员的集合。无论是否有相关工作经验，每一位刚进入健康领域的人员都可成为新兴健康专业委员会的一份子。

值得注意的是，NWI重视大学生的健康提升问题，于2008年启动大学生健康提升计划，于2009年年初开始培训认证专业的健康指导员，目前正积极实施一个大学生会员和教育外展计划，不断扩展服务内容以满足全球日益增长的健康专业指导需求。每个NWI学生社团由至少5名学生和1名指导老师组成，指导老师有权在任何时候更换或解聘学生成员。社团围绕一系列健康提升和卫生保健相关领域的专业规范开展活动。NWI给予每个社团（5名学生和1名指导老师）299美元/年活动经费。如果社团中学生成员数量超出5人，则额外增加30美元/学生的活动经费。

2. 国内案例

（1）高校心理协会。

我国高校心理健康教育于20世纪80年代起步，现已取得长足进步。随着《关于加强普通高等学校大学生心理健康教育工作的意见》《关于进一步加强和改进大学生心理健康教育的意见》和《普通高等学校大学生心理健康教育工作的实施纲要（试行）》等国家政策的出台，高校对大学生心理健康教育工作给予了越来越多的重视，心理协会

（以下简称"心协"）便是其中之一。心协以普及心理健康知识为内容，以学生为主体，以其心理健康发展为目标。心协大多受高校心理健康中心指导，高校心理健康中心指导一般隶属于高校学生工作部或校团委等高校行政机构，这在一定程度上为心协的工作提供了有力支持，为心协的高质、长效建设创造了先决条件。[4]

心协的日常工作主要有向学生宣传心理健康基础知识，面向学生开展团体心理辅导和朋辈咨询等。心协常通过各种媒介，采用各种形式，根据不同年龄学生心理特点宣传不同的心理健康基础知识，如通过微博和微信等网络社交平台，辅以传统的展板和手册等宣传知识，通过心理剧演出、心理电影座谈会和心理健康知识竞赛等参与式活动普及知识等。团体心理辅导对非专业的心协学生来说易于操作，可实现心理健康教育对象的最大化和全员化。其特点在于为团体成员提供彼此交往、相互作用的机会，使成员增加自我认识、自我肯定、促发其积极交往行为，并最终协助个人实现自我净化、自我完善、自我革新和自我提高。朋辈咨询是指由经过培训的非专业人员提供具有心理辅导功能的帮助过程。高校一般聘请朋辈辅导员或心协内部人员对有轻微心理负担的学生进行辅导和咨询。朋辈咨询的特点是咨询者和被咨询者是朋友或同辈的关系，在一些问题上能产生共鸣，可及时发现一些有严重心理问题的学生，及时上报学校采取治疗措施。[5]因此，朋辈辅导又被称为"准心理咨询"或"非专业心理咨询"。[6]

从心理健康角度来看，大学生社团是高校心理健康教育的重要载体，具有心理健康宣传教育、心理发展、心理调适、心理治疗等功能，大学生参与社团活动，既得到了生活锻炼，如学习人际沟通、组织策划等，又能获得心里归属感和安全感，提升自身心理健康的水平。

（2）杭州萧山区民间社团组织案例[7]。

杭州市萧山区在城镇化过程中，大力发展都市型农业，形成了特色鲜明的块状产业，诸如花木种植、水产养殖、青梅种植和茶叶生产等。一些镇（街）成校（社区教育中心）就根据这些产业发展的需要组织培训，然后这些培训班的学员自主建立产业协会，诸如新街镇的花木协会、戴村镇的"三清茶"协会、南阳的制伞协会等。这些协会又在政府的扶持下，不断发展会员，成为推动本镇（街）特色产业发展的重要力量。成校因势利导，利用这些民间社团组织扩大教育培训内容、丰富教育培训形式，从而形成了社区教育的"社团活动模式"。民间行业社团与社区教育的关系，主要是基于镇（街）成校在萧山民间行业社团简历中的作用。

① 基于培训班。

镇（街）成校组织了为发展本地特色产业服务的实用技术培训班，随着培训不断扩大，培训班学员形成了较大群体，于是戴村成校就首创性地建立了以"三清茶"制作技术培训班为基础的产业协会——三清茶技术协会。以后许多成校也纷纷效仿，建立了民间行业社团组织。各协会与成校都有密切关系，成校校长一般担任协会秘书长。

② 基于民间协会组织的凝聚力。

这些民间组织是基于团体学习，共同致富理想建立的自发性组织，具有很强的凝聚力，由社团出面组织活动，比较有号召力，是社区教育活动的有力推动者。

③ 基于民间社团组织的开放性特点。

这些组织是一种松散型团体，入会手续简单，成员不断增多，学习需求不断增加，也会使社团活动更加丰富多彩。

④ 基于培训的拓展。

协会建立后，成校又帮助协会制定了章程，明确了"培训建协会、协会传技能、技能富会员、会员带一方"的协会发展思路。

⑤ 基于成校校长的领袖作用。

由成校组织的培训兴产业、富农民，因此成校校长是组织的实际领袖。

基于以上几点，民间社团组织利用组织优势、信息优势、人力资源优势及开放性优势，开展实用技术培训，帮助解决开展社区教育的几大难题。在协会发展过程中，成校校长的正确引领下，协会活动逐渐形成了"以提高技能为核心，以教育培训和技术交流为平台，辅之以社交聚会、技术沙龙、技术协作等会员自主活动"的协会活动形式，呈现出交流—互补—发展的团体学习形式，最典型的是戴村镇的"三清茶"协会，2005年被联合国教科文组织确定为"农村社区学习能力实验点"。

从萧山民间组织发展社区教育的案例中可以看到：重视领袖是民间社团组织建立和发展的必然选择；建立保障是农村民间社团组织建立和发展的基础，包括稳定的经费来源及内部组织机构的民主化；搭建互动平台是民间社团组织参与社区教育的关键。

五、归纳与小结

社区健康教育作为公共服务的主要内容之一，其发展需要吸纳社会组织的广泛参与，不断提高社区教育服务供给的质量和效率，才可以满足人们多元化、多层次的学习需求。社会组织参与社区教育有先天优势，但面临着观念认知、外部环境、自身能力、社区管理等多重困境。我国的健康社团起步较晚，虽数量较多，但各类健康社团的发展并不平衡。其中，高校心理健康社团得益于国家政策和高校的行政重视，发展相对较好。日本和美国的健康相关社团组建和运行经验亦启示我们要使健康社团有长足发展就必须由政府进行引导，给予政策支持，同时引入社会组织的力量，聘请专业人士指导和组织开展活动。要明确社团权力，细化社团性质，强化社团职能，清晰内部分工，通畅经费渠道，更好地发挥健康社团的群体职能。

 参考文献

［1］李明. 从日本健康体育社会团体谈强化我国体育社团的群体职能［J］. 山东体育学院学报，2002（1）：88-90.

［2］佐佐木義雄文．健康·体育的国内组织与活动［M］．东京：大藏省印刷局，1995：68-72.

［3］李明．从日本健康体育行政机构谈我国全民健身计划的推广［J］．山东体育学院学报，2001（4）：16-18.

［4］张励行．高校心理健康类社团的发展现状、问题和展望：以大学生心理协会为例［J］．淮海工学院学报（人文社会科学版），2013，11（3）：123-125.

［5］钟向阳，胡浩民，蔡秀娟．高校大学生朋辈心理辅导员培训体系的实效研究［J］．中国学校卫生，2007（8）：707-709.

［6］梁吉．试论高校学生心理健康社团建设［J］．高校辅导员学刊，2009,1(3)：48-50.

［7］施国强．民间社团组织参与社区教育的意义与策略［J］．中国成人教育，2016（5）：149-153.

第五部分

街区健康环境

一、概念

街区是城市规划、城市设计中的一个重要因素。在城市中，街区通常是被道路所包围的区域，是城市结构的基本组成单位，然而在郊区及乡镇中，道路并不会像城市那么密集，因此人口统计街区就还会借助其他一些自然特征或人文特征来进行街区的划分与分割，诸如行政边界、河流、湖泊、铁路、山脉、悬崖等。对于世界中的绝大多数城市来说，城市都是在规划下发展的，道路通畅纵横交错，因此街区的形状通常也是类正方形或长方形。

街区健康环境建设也可认同为健康街区的建设。

健康街区是指适用于以街道为基础，向公众提供健康知识和技能，具有明显健康特色的地理区域，如健康宣传一条街、健身运动一条街等。同时适用于聚集一定数量的健康支持性环境的特定区域，如健康街道、健康园区、健康楼宇、健康餐饮一条街等。

二、主要做法

健康街区建设的指导思想就是把上述健康支持性环境建设的一些做法扩展到一定的区域范围内（街道长度原则上不小于 150 米），以街区的视角去创建健康支持性环境品牌。围绕这一指导思想形成的主要做法有以下几项：

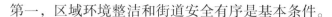

第一，区域环境整洁和街道安全有序是基本条件。

第二，区域内在相关设施处布置全民健康生活方式行动标识。

第三，设置固定的健康宣传载体，如宣传栏、宣传墙、LED 屏、户外灯箱等。

第四，主动组织开展形式多样的健康生活方式倡导活动，如与健康城市、文明城市、健康村镇、慢病防控综合示范区建设紧密结合，突出党政机关、知名企事业单位、医疗机构等部门的引领示范作用。

三、评价性描述

目前国外尚未确切提出"健康街区"的定义，国外研究最早、最多的是绿色街区（green streets）。绿色街区最早出现在英国学者 Jim MeCluskey 的《街道与广场》和《绿色尺度》书中，把街区形态与绿色生态思维逐步进行联系，探索可以持续的城市街区社区方案。[1,3]随后，英国城市设计师伊丽莎白·伯顿和琳内·米切尔提出具有持续性的包容性社区，即"生活街区（living streets）"，强调在街区的设计中既要考虑机动车的需求又要充分考虑行人和自行车的需求。[3]英国学者莫纳在《城市设计的维度：公共场所—城市空间》中提出城市设计的形态、视觉、社会、认知、功能和时间六个维度的要求，对整个街区从地理区位、产业布局、开发形式、人口规模四个方面进行分类，强调生态环境和城市建设的和谐发展。[4]绿色街区的实践中有不少健康方面的元素，绿色街区的评价体系中包含了对人生理健康产生影响的街区微气候、环境污染控制、街区绿化、公共空间可达性等因素，指标中也包括了对人心理健康产生影响的空间美学、基础设施服务、社区包容性等人文因素。但指标很笼统，没有明确而详细的直接性健康指标。20 世纪 80 年代，美国、欧洲许多先进国家开始尝试绿色街区的实践，出现不少案例，如芝加哥"Green Alley program"、德国弗赖堡沃邦街区、瑞典马尔默的 BoO2 街区（Vastra Hamnen）等。[5]

我国陆续有学者提出"健康街区"的概念，特别是在《"健康中国

2030"规划纲要》的颁布,"将健康融入所有政策"等政策性指导下,很多行业都积极思考健康元素。健康街区多出现在建筑工程行业,一般认为健康街区是指在满足街区功能的基础上,为街区活动人群提供更加健康的环境、设施和服务,促进街区活动人群身心健康、实现健康性能提升的街区。刘晓波等对健康街区也做了进一步解释,以交通、健康、活力为目标,从机动车与慢行交通行为特征、出行健康属性和街道活力三个方面研究了开放式街区的技术特征及适用条件。[6]2019年中国疾病预防控制中心印发了《全民健康生活方式行动健康支持性环境建设指导方案(2019年修订)的通知》,对健康街区的定义、建设内容和要求都做出了明确的解释。

由此,作者认为,国内提出的健康街区建设较国外具有健康元素街区建设的基本想法一致,但国内健康街区建设的方向、具体内容和要求更加明确,操作性强。

四、案例介绍

1. 国外案例

(1) 日本柏之叶街区[7]。

柏之叶街区位于千叶县柏市,距离东京30分钟车程,街区面积273公顷(1公顷等于10 000平方米,下同),规划人口2.6万人。主要通过街区营造手段来解决城镇小尺度街区遇到的现实问题,近年来日本政府越来越重视这一细分的技术领域。柏之叶健康街区被定位为智慧街区,由地方自治体、民间和高等院校联动,并以适合全年龄人群生活的街区为目标设计的城市再生项目,以打造环境共生街区、健康未来街区和新产业创造街区为出发点,对应目前日本各地近年来面临的环境资源问题、人口老龄化问题及经济不景气等问题进行街区营造的尝试。该街区针对健康问题,主要从以下两个方面入手:

营造良好的步行环境。一方面,柏之叶街区建立了可持续的交通出行系统,发展区域循环的公共交通,推进自行车、电动汽车的共享化,提高系统共享率等;另一方面,增设沿街商业,充分利用水系建设景观带,打造良好的步行交通环境和有利于步行锻炼的交通网络,同时利用周边高校运动技术研究成果和 IT 技术,为居民提供基于运动和饮食的健康服务,建立个人健康信息管理平台。

将绿植融入交通体系,这是打造健康街区常见的设计手法,可以营造丰富的景观效果,不仅提高了绿化美化效果,还起到了快速交通与慢速交通分隔的作用。慢速交通空间上的独立更有助于提高人们对自行车与电动汽车的使用意识,增加其使用频率与安全性。在慢速交通与沿街商业之间的过渡区域设置步行道,促进人们的步行出行,在与沿街商业的互动中丰富城市活力。尤其对于紧邻水系的街区,利用水系形成景观带,在水系周边打造大量可供人们活动和停留的公共空间,如慢跑道、可供交流休息的座椅、成片的绿地等,不仅丰富了人们活动的种类,营造了更加有趣味性的室外空间,也为人们的慢行生活提供了更多机会。

(2)新加坡街区[8]。

新加坡是东南亚的一个岛国,是著名的花园城市,被誉为"亚洲四小龙"之一,连续多年被评为全球宜居城市。新加坡城市街区建设有很多特点,其中含有的健康元素主要体现在绿色生态环境上面。

绿色生态元素可以很好地促进人体的健康,绿化可以降低大气中有害气体的浓度,减少空气中的放射性物质,减少空气中的灰尘和细菌,同时,绿化还可以影响人们的心情,绿色给人一种亲近大自然的感觉,让人心旷神怡、心情愉快。新加坡的绿色生态街区建设要追溯到 20 世纪 60 年代,从环境整治开始、种植树木、建设公园,要求每个镇区中应有一个 10 公顷的公园,距居民区 500 米范围内应有一个 1.5 公顷的公园;20 世纪 70 年代新加坡则重点加大街道绿化,要求每条街道两侧都有 1.5 米的绿化带;20 世纪 80 年代通过实施长期生态保育战略计划,将 5% 的土地设为自然保护区,要求每千人享有 0.8 公顷的绿地;20 世纪 90 年代建设街区连接各公园的廊道系统,建设绿色基础设施。新加坡街区将景观生态学作为原理,制定出植被保护范围,进而划定出街区路网，构建不同规模的街区单元，制定出最小的街区绿地单元与绿地率。为了保证公园、绿地的位置与形状的协调，街区明确其生态功能。同时，为了保证街区自然植被的完整，对人类活动范围实施细致的划定，防止人类活动对植被产生的破坏。[9]

在街区的绿色建筑方面，新加坡从 2008 年开始要求所有新建建筑都必须达到绿色建筑最低标准，超过 5 000 平方米空地面积的新建公共建筑达到绿色标志白金评级，公共建筑到 2020 年超过 1 万平方米空地面积的要达到绿色标志超金标准。政府出售土地时，要求工程达到较高层绿色标志评级，即白金和超金。

（3）伦敦街区。[10]

伦敦是一个人口、环境问题都很突出的城市，如人口拥挤、空气污染、市民缺乏锻炼等。为此政府着手打造健康街区，希望解决这些问题，自行车网络和骑行成了健康街区中的主要健康元素。

自行车网络的特点是有层次、快慢结合。城市中心密集的自行车路网，可以缓解市中心的汽车拥堵状况；行车超级高速公路（Superhighways）连接市中心和郊区的放射状道路，方便人们快速通勤；自行车路线安静分散在城市四周，它可减少住所外的噪声和提升了本地区域慢行的安全度，优美的风景还能吸引更多人来居住或旅行；在城市周边设立荷兰式自行车友好社区，创造更有吸引力、更便捷和更人性化的街道，让每个居民都可以享受休闲和安全锻炼身体的体验。

此外，为了支持街区骑行，伦敦也在城市中进行了许多实践，比如"鼓励绿色通勤"，为 1 000 家企业提供自行车停车处、培训和护具；营造"大事件"，比如设立周末节日"RideLondon"，为业余、俱乐部和精英骑行者提供一系列的活动，并为所有年龄段提供骑行技能的免费培训，目前已经有 40 000 名儿童接受了培训；开展"Santander-Cycles"自助式自行车共享计划，这一专为短途旅行设计的计划涵盖了超过 100 平方千米的伦敦区域，该计划拥有 12 000 多辆自行车，约 780 个停靠站和约 21 000 个停靠点，成了世界上最大的自行车租用网络之一。

2. 国内案例

武汉市青山区"和平之心"街区[11]

"和平之心"位于武汉市青山区西部，是青山区发展的核心，也是最繁华的亮点区域之一，它是武汉长江大桥和天兴洲大桥之间的区块，"和平之心"是以和平公园为核心，和平大道为轴，建设四路和工业路为线，包括印力中心、红坊里、开元公馆等重要几点。该街区建设牵涉到健康元素的主要是绿色生态和公共共享空间。

该街区以和平公园和江滩公园为绿肺，规划打造绿心带动、毛细渗透的密路网格局，尊重原来的生态本底和自然条件，以武九绿道和南干渠游园为纽带，以道路线性绿化为骨架，以开放社区游园为支点，构建绿色街区，提升街区的绿色生态环境。

公共空间让街道共享、活力复苏变为现实。街区增建公共设施来提升居民的公共福利，主要公共设施的设计体现了交通性、交往性和共享性三个原则，让人们愉快地穿越街区的同时还可以感受人性化的交往空间，沿途增设景观小品、服务设施，丰富了景观层次，给行人创造了可以驻足、交流活动的空间，提升了社区活力。形成完善的交通系统，并营造生活性和交通性道路不同的街道氛围。规划中还开辟了多样慢行路线，提升慢行系统道路安全、趣味和体验性，诸如安全过街设施、趣味斑马线、彩色荧光漫步道和趣味计步器等。另外，还规划建立了网络化自行车慢行系统，实现自行车与公交车的对接。

五、归纳与小结

国外鉴于不同的目的实施以某一主题的街区建设，其中大部分包含了健康促进元素，但未查阅到有关以健康促进为主题的街区建设文献报告。健康街区是我国卫生部门在倡导全民健康生活方式行动当中提出的一个专用名词，成为健康支持性环境建设的组成部分。为此，根据健康促进原理，中国疾病预防控制中心提出健康街区建设的做法和要求，较之国外做法更加体现出健康促进的主题。

参考文献

[1] 克利夫·芒福汀. 街道与广场 [M]. 2 版. 张永刚，陆卫东，译. 北京：中国建筑工业出版社，2004.

[2] 克利夫·芒福汀. 绿色尺度 [M]. 陈贞，高文艳，译. 北京：中国建筑工业出版社，2004.

[3] 伊丽莎白·伯顿，琳内·米切尔. 包容性的城市设计：生活街道 [M]. 费腾，付本臣，译. 北京：中国建筑工业出版社，2009.

[4] Carmona, M. 城市设计的维度 [M]. 南京：江苏科学技术出版社，2005.

[5] Parzen, J., Wagstaff, M., Coffee, J. E., et al. Preparing for a changing climate：The Chicago climate action plan's adaptation strategy [J]. *Journal of Great Lakes Research*, 2010, 36 (2)：115-117.

[6] 刘晓波，刘芳. 交通便捷与健康活力导向的开放式街区技术特征研究 [J]. 中国市政工程，2018 (4)：4-7.

[7] 姜中天，贵晨. 健康街区营造与长寿社会 [J]. 建筑技艺，2020 (5)：20-24.

[8] 李海龙. 国外生态城市典型案例分析与经验借鉴 [J]. 北京规划建设，2014 (2)：46-49.

[9] 孙鹏飞. 生态城绿色街区城市设计初探 [J]. 现代经济信息，2017 (16)：371.

[10] 刘亚琴. 伦敦："健康街道" 应对城市挑战 [J]. 宁波经济（财经观点），2018，(1)：46.

[11] 傅斯特. 提升街区品质，点亮城市生活，促进健康发展：以武汉青山 "和平之心" 亮点区块风貌提升规划为例 [C] //2019 城市发展与规划论文集. 北京：中国城市出版社，2019.

第六部分

国外健康支持性环境建设实践对中国的启发

随着疾病谱的改变，慢性病已成为全球死亡的主要原因，占全球死亡原因的 70% 以上。[1]2018 年全球疾病负担研究显示，生活方式和行为因素归因死亡数占慢性病死亡的 60%。[2]2018 年联合国大会针对慢性病防控提出"5×5"策略，包括不健康饮食、烟草使用、空气污染、有害使用酒精和缺乏身体活动。[3]

做出健康的选择不仅仅在于个人自律，有利的环境能够促进健康的选择。创造支持性环境是 1986 年《渥太华健康促进宪章》确定的健康促进的五个行动领域之一。支持性环境可为人们提供保护，使其免受可能威胁健康的因素的影响，促进人们对健康的参与，增加其健康能力。创建支持性和促进健康的环境包括制定政策和法规、采取经济措施、提供教育和赋权、加强健康与环境战略之间的联系等多种方法。[4]自 1986 年以来国内外对健康支持性环境的创建有了丰富的实践经验，2004 年世界卫生大会通过了《饮食、身体活动和健康的全球战略》，2007 年我国推动了全民健康生活方式行动（以下简称"全民行动"），其中建设健康支持性环境是重点工作之一。[5]但对于国外优秀的实践案例，目前还没有见到归纳展示。本文将根据全民行动对支持性环境的分类，对国外健康支持性环境的研究与实践进行初步的梳理，为今后全民行动更好地开展提供参考。

一、国外健康支持性环境的发展现状

（一）健康场所类：健康社区、健康学校、健康单位等健康支持性环境

健康社区运动是健康促进中的重要行动，20世纪80年代由加拿大汉考克和美国杜尔等人发起，1986年由WHO通过健康城市运动倡议实施，逐渐成为全球性运动。健康社区是健康城市的实现形式，更关注健康城市理念在社区层面的建设。其目的是以社区健康需求为导向，强调社区参与，多方协作，为居民健康赋能，共同改善社区的健康和舒适感。加拿大是全球最早开展健康社区行动的国家，至1988年健康社区行动已覆盖全国主要城市，包括农村的乡镇，并逐渐在省级层面建立了健康社区或城市网络，较为著名的有渥太华健康社区联盟等。[6]其特点为以健康促进理论为基础，强调不同机构部门的协同合作，比如学校社区整合方法，致力于增加社区成员应对健康问题的能力。澳大利亚也是较早开始健康社区建设的国家之一，1987年澳大利亚开展了健康城市计划，2009年澳大利亚健康社区倡议（Healthy Communities Initiative，HCI）提出以社区为基础，提供有效的体育活动，实施健康饮食计划，并制定了一系列支持健康生活方式的政策和公共卫生立法。美国的健康社区项目由美国疾病预防控制中心（Center for Disease Control and Prevention，CDC）主导，各政府部门与社区组织合作，2003年启动阶梯社区（Steps Communities），2009年更名为美国CDC健康社区项目。[7]其项目政策具有科学性、连续性、灵活性等特点，并注重对实践成果的连续监测和效果评价，如通过"国家健康访问调查"和"青少年风险行为调查"来监测居民体育活动水平。此外，美国CDC资助的其他系列项目中均包括了对社区健康环境的营建，如国家体育锻炼与营养计划（SPAN）等。日本、英国等国家的健康社区建设也各有特色，如表1所示。

健康促进学校（Health Promoting School，HPS）同样源于《渥太华健康促进宪章》。1991 年，匈牙利、捷克、斯洛伐克和波兰等国各自建立起 HPS 网络，1992 年欧洲共同体、欧洲委员会和 WHO 共同建立欧洲 HPS 网络，[8] 1995 年 WHO 发起全球学校卫生倡议。2018 年 WHO 和教科文组织制定、推广了全球 HPS 标准，发起了"使每所学校都成为健康促进学校"新举措，鼓励通过政策支持、组织保障、环境营造、社区联合、健康技能培养和卫生服务等具体策略，帮助学校改进其物质和社会环境，促使学校制定控烟政策，使学校环境更加清洁，让食堂提供有益于健康的食品，促使学校制定用以创造支持性环境的社会政策。全球各国积极响应，根据自身的实际情况，制订各具特色的建设方案。例如：美国以"全学校方法"为特征，[9] 开发了《促进健康饮食和体育锻炼的学校健康指南》；澳大利亚的 HPS 已成为一种理论体系，[10] 如表 1 所示。总之，HPS 已被公认为是促进积极发展和健康的战略工具。

健康工作场所是健康城市的重要组成部分。工作场所健康促进（Workplace Health Promotion，WHP）的策略包括企业管理策略、支持性环境、职工参与、健康教育、卫生服务等方面。环境和政策方法是工作场所雇员健康和生活方式的重要决定因素，包括鼓励提供营养、体育活动和无烟的环境。[11] WHP 最早在欧洲兴起，尤其是北欧国家，其中芬兰对于职业心理健康开展了大量研究和实践。美国也是开展 WHP 的典范，2011 年美国 CDC 发起"国家健康工作场所项目"，并且制定了相应的法律法规。调查显示，2017 年美国近一半的工作场所提供一定程度的健康促进或健康计划，17% 的 50 个及以上员工的工作场所提供全面的 WHP 计划。[12] 澳大利亚、新加坡也在这方面有所行动。2001 年新加坡通过了《健康促进委员会法案》，鼓励共享 WHP 项目实践经验。2008 年日本制定了限制国民最大腰围的法律条文。

表 1　国外健康社区、健康学校、健康单位实践项目概况

国家	年份	主导部门	项目名称	实践特色
加拿大	1985	健康促进局	健康社区行动	建立健康社区网络。社区服务中心为非政府组织，由当地居民当选董事会。提供八大免费健康服务，采用改善人际沟通和心理辅导方法，增强居民解决问题的能力
美国	2003	美国疾病控制与预防中心（CDC）、州县级卫生部门、国家级相关组织	健康社区项目	建立全国网络，通过电话、网络会议和其他技术服务为社区提供平台，社区行动指南等工具提供帮助[13]
	2020—2027	美国疾病控制与预防中心（CDC）	活跃的人们，健康的国家	包括通向日常目的地的活动友好路线，创建适合体力活动的场所、学校和青少年项目、社区运动、社会支持、个人支持、鼓励增加体力活动等系列措施
	2013	关岛非传染性疾病联盟、政府公共卫生和社会服务部、夏威夷大学	工地健康计划（WWP）；社区花园计划（CGP）	WWP：立法规定政府雇员每周有三小时带薪时间锻炼或参加健康教育课程 CGP：通过园艺促进种植和食用新鲜水果蔬菜，增加体力活动的健康效益，创造社区可持续环境变化[14]
	2014	Humana 保险公司	大胆目标项目	社区成员组成的咨询委员定期举行例会，解决具体健康问题。临床市政厅协助提供免费或低成本资源，联合银行和医疗集团提供安全的食物[15]
	2012	美国疾病控制与预防中心（CDC）、总务管理局（GSA）、纽约市设计和建设部、纽约市卫生和心理卫生部	Fitwel	评估建筑物中的健康设施和功能，在建筑环境中整合和促进健康便利设施和功能

续表

国家	年份	主导部门	项目名称	实践特色
美国	2009	联邦卫生部和教育与就业部	美国学校健康促进计划	全学校方法；详细关键学习领域、健康教育"圆周式"课程、强调学生公民身份、性和关系教育[9]
澳大利亚	2010—2014	卫生部	健康社区倡议	以社区健康需求为导向；强调政策保障；构建健康社区指标体系；多部门协作共同营建[16]
	1995	联邦政府及州政府	健康促进学校	制定一整套完备、详细、易操作的 HPS 政策与策略：政策和资金保障、学校与社区合作机制、教师及专业人员健康培训和资质认定、家长及全社会广泛参与和支持、推广等[10]
欧洲	1992	欧洲共同体、欧洲委员会和 WHO	欧洲健康促进学校网络	包括政策支持、组织保障、环境营造、社区联合、健康技能培养、卫生服务等[8]
英国	2015	国家医疗服务中心	健康新城项目	与地方政府和开发商合作，结合健康理念与城乡建设，探索城乡规划与设计新实践。包括：健康的建筑环境；创新的医疗保健模式；强大和相互联系的社区
芬兰	1972—1982	WHO、芬兰心脏协会	北卡瑞利亚项目	坚持一级预防，主要活动领域包括健康教育、预防服务、环境改变，以及信息监测和特殊干预[17]
日本	2000	日本厚生劳动省	健康日本 21 世纪	包括营养饮食、身体活动、心身修养、控烟、限酒、牙的健康、糖尿病防控、心血管疾病防控、癌症的防控。2002 年颁布了《健康增进法》
	1995	社区领袖委员会	社区领袖促进健康生活方式计划	从社区选取非专业人士，由市长指定为"社区领袖"委员会成员并进行培训，开展志愿活动为社区服务[18]

续表

国家	年份	主导部门	项目名称	实践特色
新西兰	2003	卫生和体育娱乐中心(SPARC)	健康饮食，健康行动；替换项目	邀请参与者用更健康的替代品替换不健康的行为，提高社区居民对健康营养和体育活动信息的接受程度[19]

（二）健康食物环境：健康食堂、健康餐厅和健康超市等提供食物的环境

在食品零售和食品服务环境中提供可负担的健康食品，可以让人们做出更健康的食品选择，因此创造和支持健康的食物环境是公共卫生工作的重要组成部分。促进健康食品环境的策略包括：鼓励超市或农贸市场在服务不足地区建立业务；餐厅和快餐菜单上标明营养信息和热量含量；在儿童保育设施、学校、医院和工作场所应用营养标准。

国外的健康食堂大多作为整个健康促进项目的子项目开展，与健康学校、健康社区融合，最常见的是学校健康食堂。日本为保证儿童营养出台了一系列法律，早在 1954 年就颁布了《学校供餐法》，2005 年又出台了《食育基本法》，要求学校配备营养师，并在小学开设"家政课"，增加儿童对食物营养和安全的认知。与此相似，英国的饮食教育被纳入义务教育纲领，全国各中学必须开设烹饪课，并与毕业挂钩。德国对儿童和青少年饮食健康尤其重视，2009 年开始实施了公共厨房、学校水果和有机早餐盒等系列计划培养孩子的健康饮食习惯。澳大利亚制定了《国家健康学校食堂指南》（National Healthy School Canteens Guidelines，NHSCG），鼓励全国的学校食堂采用统一的方法促进健康食品的使用。美国推行"从农场到学校"运动，将食物教育纳入学校课程。

健康餐厅主要通过在食品服务场所提供更健康营养的食物、在餐厅和快餐菜单上添加营养和热量信息这两项策略促进健康的食物环境。芬兰著名的北卡项目通过立法要求所有食品企业和餐厅必须使用低钠盐，

以降低食品中的钠盐含量[17]。其他各国的健康餐厅项目也各具特色，如美国"Kids Live Well"计划和加拿大"Eat Smart!"计划[20]，如表2所示。

　　健康超市主要包括健康饮食与超市购物，其特点为将健康饮食观念融入购物过程中。国外实现健康超市主要有两种途径，一是通过经济政策支持，增加健康食品购买（发放消费券、增加折扣）、减少不健康食品的购买（增加相关税收、减少购买便利性），鼓励消费者进行健康饮食；二是通过店内营销、营养教育、品尝活动、健康教育宣传，举行食物与健康专家咨询会等形式提高消费者健康饮食素养。以英国为例，2018年英国加入法国、挪威等国家的行列，正式开始征收"糖税"。为解决儿童肥胖问题，英国政府推出了"结账食品政策"[21]。由于肥胖者在新型冠状病毒肺炎疫情中面临重症和死亡风险增大，大大加重了英国国家医疗服务系统的消耗，2020年7月27日，英国政府发布了"全民减肥计划"，全称是《解决肥胖问题：让成年人和儿童过上更健康的生活》。其他健康超市的实践如表2所示。

表2　国外健康食物环境实践案例介绍

国家	项目名称	实践特色
美国	沙拉吧到学校	在每所学校增加沙拉吧，每天都有新鲜水果、蔬菜谷物和健康蛋白质可选择
	从农场到学校运动	将课堂搬到农场，将食物教育纳入学校课程
	儿童生活幸福计划（Kids Live Well）	提供健康标准，鼓励连锁饭店提供符合营养标准的儿童餐和儿童菜单
	健康食品和健康社区基金创新资助计划	通过店内营销、营养教育、品尝活动、超市参观、社区活动、营养课程、推广食物券等行动鼓励健康饮食
	水果和蔬菜处方计划	在诊所和社区向符合条件的低收入者分发处方——价值10美元的代金券，可在参与超市兑换水果和蔬菜[22]

国家	项目名称	实践特色
美国	移动式农贸市场（MFM）	在食物沙漠中创建移动式农贸市场，提供新鲜便宜的农产品、免费健康食品样本和营养教育
	社区减钠计划（SRCP）	与提供食品服务商、食品行业合作以提高低钠食品的供应量
加拿大	健康餐厅计划（Eat Smart）	参与餐厅须达到营养、食品安全和非吸烟座位等标准才能获得资质[20]
澳大利亚	国家健康学校食堂指南（NHSCG）	建立可供自主选择的全国统一标准，包括学校食堂的国家食品分类系统、食堂员工培训材料和评估框架
德国	公共厨房计划	在全国中小学开设培养健康饮食习惯的饮食教室，传授烹饪知识，带孩子到农庄和果园参观
	学校水果计划	保证每名学生在早餐时间都能免费享用各种水果
	有机早餐盒计划（Bio-Brotbox）	一年级学生入学第一天会收到一个可重复使用的早餐盒，装有有机早餐，并向家长提供健康营养信息
英国	结账食品政策	所有大型超市禁止在收银台旁货架上摆放糖果和高脂肪食品[21]
	全民减肥计划	停止糖果和高脂肪食品促销活动，为健康食品提供更多折扣
	食物环境评估工具	对食物营养和环境进行大数据可视化，向公众传播复杂研究成果
	盐与健康共识行动（CASH）	食品生产行业对含盐加工食品进行改良，降低超市、餐馆等食品供应行业中加工食品含盐量
荷兰	健康学校食堂计划	鼓励中学建立食堂、将营养教育纳入学校课程，制定健康营养政策[23,24]
芬兰	无糖小学	禁止学校出售、学生和家长携带糖果、冰激凌和甜味饮料进入学校
	北卡项目	立法要求食品企业和餐厅使用低钠盐[17]

续表

国家	项目名称	实践特色
比利时	品牌食品数据库（Nubel）	通过公私合作建立食品成分数据库，向消费者介绍健康生活方式
日本	食育基本法	学校配备营养师，并在小学开设"家政课"
南非	健康食品计划	在指定超市提供高达25%的健康食品回扣[25]

（三）健康运动环境：健康步道和主题公园

健康城市理念兴起后，英美等西方国家开始推动健身步道系统建设，但与国内健康步道的内涵有一定区别。健康主题公园也是富有中国特色的产物，国外很难查找到类似的专属词汇，更多的是综合性的体育公园或者场所。典型案例是德国的体育建设。自20世纪50年代末德国开始了"体育黄金计划"，在全国范围内大量建设体育基础设施，联邦政府的城市建设和发展部门还会发布官方研究报告，探讨"体育设施与城市发展"的问题。德国采用高度自治的社团体制来管理体育事业，并在国家体育政策的制定和实施及体育资源的配置上起主导作用。城市的公园和学校中还有许多对外完全免费开放的体育设施，最常见的是儿童游戏场所，其中著名的案例是德国海德堡。[26]

二、对国内健康支持性环境工作的启示

（一）制定政策和法律

立法和政策制定是建设健康支持性环境最有力的保障，欧美、澳大利亚、日本、新加坡等国家都有较为全面的公共卫生立法，包括烟草、酒精控制、食品营养、体育锻炼等。而我国健康促进的政策和法律支持相对不足，比如在禁烟方面，至今没有全国性的"公共场所全面禁烟"法规，虽然上海、北京等部分大城市相继出台了各自的无烟法，但整体与WHO《烟草控制框架公约》仍有很大差距。2019年全国人民代表大

会通过了《基本医疗卫生与健康促进法》，这是我国卫生健康领域第一部基础性、综合性的法律，该法要求将健康教育纳入国民教育体系，并发展全民健身事业。

（二）完善健康促进网络

健康促进需要健全的工作体系和多部门协作，例如，为避免众多健康促进服务提供者之间出现领导和政策混乱，澳大利亚由国家健康促进局，成立了国家公共卫生合作中心。我国全民行动主要由原卫生部疾病预防控制局、全国爱国卫生运动委员会办公室和中国疾病预防控制中心共同发起，行动第一阶段工作主要由各级疾控中心开展，缺乏多部门协同合作机制，第二阶段增加了国家体育总局、全国总工会、共青团中央、全国妇联作为联合实施单位，工作体系日益完善。

（三）采用经济政策

在建设健康食品提供、体育锻炼的支持性环境方面，经济政策的效果非常明显，增加健康食品折扣和补贴，增加不健康食品税收、减少购买便利性等。我国较少见到类似的经济手段，基本由市场调节。因此可以看到有机食品价格昂贵，是普通食品的几倍；不健康食品如巧克力、糖果等在结账时方便获取；市面上健身机构的价格和管理混乱；等等，间接阻碍了大众健康行为习惯的养成。

（四）社会广泛参与

国外的健康促进项目中学会组织、科研机构、慈善组织、基金会、非营利性组织、非政府组织、私营部门、企业等社会力量深入参与，包括发起、资助或实施健康促进项目。同时非常强调社区合作，有些国家社区委员会通过民主选取，因此社区参与度很高。而我国的社会参与度明显不足，不仅表现在社会组织机构的参与和经费支持较少，也表现在社区居民的自主性程度较低。

（五）科学设计项目

国外的大多数项目以健康促进理论为基础，实施框架包括需求评估、过程评估和效果评估。由于国情限制，我国的全民行动在项目实施前缺乏各省市社区诊断，同时缺乏长期、系统的监测体系，项目实施效果难以评估。

（六）提供标准和资源

美国和澳大利亚为相关项目提供了系统、详细的国家指南、资源和培训，一般在官方网站即可查阅下载，同时还展示一些成功案例。我国的全民行动健康支持性环境建设方案缺乏相应的策略资源和工具包，以供地方卫生部门、公共卫生专业人员及社区组织参考。

（七）媒体宣传

尤其是灵活运用新媒体，提高大众对健康生活方式的可及性和可接受性。一方面，公共卫生专业人员在对复杂研究成果的可视化上尚有欠缺，形式相对单一；另一方面，国内部分媒体为了追求关注度和曝光量，常常倾向于报道负面新闻，对健康生活方式这类没有话题性的新闻报道和内容产出较少。

（八）总结经验，提升理论

国外的优秀项目在进行效果评估后，善于经验总结，甚至上升到理论阶段，发表论文，促进项目推广，提高项目参考价值。我国由行政推动的项目在这方面明显不足。

总之，国外健康支持性环境建设历经30多年，成果丰硕，在政策支持、网络建设、经费保障、科学性和持续性方面都有深入研究，梳理国外的发展状况，可以为我国的健康支持性环境建设工作提供参考。

参考文献

［1］曹新西，徐晨婕，侯亚冰，等. 1990—2025 年我国高发慢性病的流行趋势及预测［J］. 中国慢性病预防与控制，2020，28（195）：18-23.

［2］Stanaway, J. D., Afshin, A., Gakidou, E., et al. Global, regional, and national comparative risk assessment of 84 behavioural, environmental and occupational, and metabolic risks or clusters of risks for 195 countries and territories, 1990—2017: A systematic analysis for the Global Burden of Disease Study 2017［J］. Lancet, 2018, 392（10159）：1923-1994.

［3］李新华，马吉祥，吴静，等. 联合国慢性病防控高级别会议对中国公共卫生事业发展的启示［J］. 中华预防医学杂志，2019，53（6）：545-548.

［4］Epp, J. Achieving health for all: A framework for health promotion［J］. *Canadian Journal of Public Health*, 1986. 77（6）：393-483.

［5］石文惠，王静雷，杨一兵，等. 全民健康生活方式行动助力健康中国建设［J］. 中国慢性病预防与控制，2019，27（10）：721-723.

［6］Ross, Donald. Health promotion in Canada: New perspectives on theory, practice, policy, and research, 4th edition［J］. *Canadian Journal of Dental Hygien*, 2018, 52（2）：149-150.

［7］Giles, W. H., Holmes-Chavez, A., Collins, J. L. Cultivating healthy communities: The CDC perspective［J］. *Health Promotion Practice*, 2009, 10（2）：86-87.

［8］Turunen, H., Sormunen, M., Jourdan, D., et al. Health promoting schools: A complex approach and a major means to health improvement［J］. *Health Promotion International*, 2017, 32（2）：177-184.

［9］赵富学，程传银. 《美国学校健康促进计划》的特征与启示

［J］. 山东体育学院学报，2017（2）：103-107.

　　［10］Rowling, L. The adaptability of the health promoting schools concept：A case study from Australia［J］. *Health Education Research*, 1996, 11（4）：519-526.

　　［11］Wyper, L., Greyling, M., Patel, D., et al. The relationship between workplace environment and employee health behaviors in a South African workforce［J］. *Journal of Occupational& Environmental Medicine*, 2014, 56（10）：1094-1099.

　　［12］Linnan, L. A., Leff, M. S., Martini, M. C., et al. Workplace health promotion and safety in state and territorial health departments in the United States：A national mixed-methods study of activity, capacity, and growth opportunities［J］. *BMC Public Health*, 2019, 19（1）：291.

　　［13］Edgerly,C. C., Laing, S. S., Blackinton, P. M., et al. Steps to a healthier Anishinaabe, Michigan：Strategies for implementing health promotion programs in multiple American Indian communities［J］. *Health Promotion Practice*, 2009, 10（2）：109-117.

　　［14］Nitta,M., Tanner, C., Narvarte, K., et al. Policy, system, and environment strategies to promote physical activity and healthy food sources to address guam's disparate non-communicable disease burden［J］. *Journal of Health Care for the Poor & Underserved*, 2015, 26（2）：96-103.

　　［15］Cordier,T., Song, Y., Cambon, J., et al. A bold goal：More healthy days through improved community health［J］. *Population Health Management*, 2018, 21（3）：202-208.

　　［16］Nichols,M, S., Reynolds, R. C., Waters, E., et al. Community-based efforts to prevent obesity：Australia-wide survey of projects［J］. *Health Promotion Journal of Australia*, 2013, 24（2）：111-117.

　　［17］Vartiainen,E. The North Karelia project：Cardiovascular disease prevention in Finland［J］. *Global Cardiology Science & Practice*, 2018,

2018 (2): 13.

［18］Yajima, S., Takano, T., Nakamura, K., et al. Effectiveness of a community leaders' programme to promote healthy lifestyles in Tokyo, Japan ［J］. *Health Promotion International*, 2001, 16 (3): 235-243.

［19］Hamerton, H., Mercer, C., Riini, D., et al. Evaluating Maori community initiatives to promote Healthy Eating, Healthy Action ［J］. *Health Promotion International*, 2014, 29 (1): 60-69.

［20］Dwyer, J. J., Macaskill, L. A., Uetrecht, C. L., et al. Eat smart! Ontario's healthy restaurant program: Focus groups with non-participating restaurant operators ［J］. *Canadian Journal Dietetic Practice& Research*, 2004, 65 (1): 6-9.

［21］Ejlerskov, K. T., Stead, M., Adamson, A., et al. The nature of UK supermarkets' policies on checkout food and associations with healthfulness and type of food displayed: Cross-sectional study ［J］. *International Journal of Behavioral Nutrition and Physical Activity*, 2018, 15 (1): 52.

［22］Marcinkevage, J., Auvinen, A., Nambuthiri, S. Washington State's fruit and vegetable prescription program: improving affordability of healthy foods for low-income patients ［J］. *Preventing Chronic Disease*, 2019, 16: 91.

［23］Milder, I. E. J., Mikolajczak, J., van den Berg, S. W., et al. Food supply and actions to improve dietary behaviour of students: A comparison between secondary schools participating or not participating in the 'Healthy School Canteen Program' ［J］. *Public Health Nutrition*, 2015, 18 (2): 198-207.

［24］Mensink, F., Schwinghammer, S. A., Smeets, A., et al. The healthy school canteen programme: A promising intervention to make the school food environment healthier ［J］. *Journal of Environmental and Public Health*, 2012 (2012): 415746.

［25］An, R., Sturm, R. A cash-back rebate program for healthy food purchases in South Africa: Selection and program effects in self-reported diet patterns ［J］. *American Journal of Health Behavior*, 2017, 41 （2）: 152-162.

［26］张修枫，尚延. 德国"体育促进社会整合计划"的社会价值及启示 ［J］. 上海体育学院学报，2017，41 （5）: 9-13.